病院 新入職員基礎講座

社会医療法人厚生会　佐合 茂樹 著

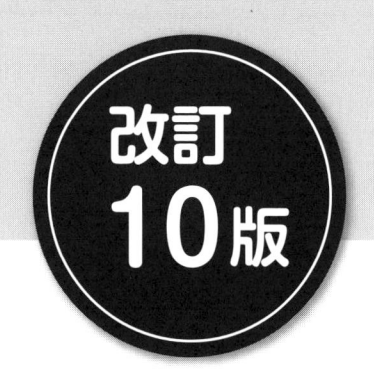

改訂
10版

経営書院

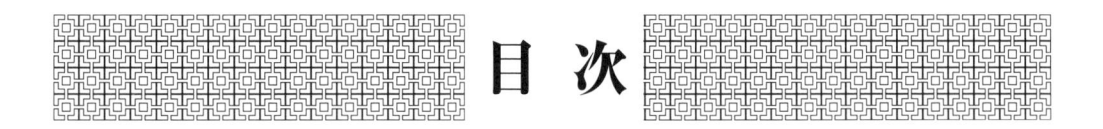

目 次

第1章 医療と病院の基礎知識……………………… **❺**

1 病院職員として／6、2 医療とは／8、3 医療と社会環境／10
4 病院とは／11、5 医療法／13、6 診療報酬制度／13、7 病院の種
類／15

第2章 組織と仕事の流れ〜各部門の仕事の内容〜……… **㉑**

1 病院組織の特徴／22、2 病院業務の流れ／23、3 病院の組織／29
4 各部門／32

第3章 仕事のマナーと接遇の基本………………… **㊺**

1 病院職員としての職場の基本動作／46、2 接遇／51

第4章 電話のかけ方・受け方……………………… **㊾**

1 電話の応対／60

| 第5章 | 仕事のルール | ❻❺ |

1 仕事の進め方／66

| 第6章 | 自己啓発でステップアップ | ❼❶ |

1 医療人としての自己啓発／72

| 第7章 | メンタルヘルスケア | ❼❼ |

1 6月病にならないために／78

※知っているとよいビジネス・医療関連用語／80

| 第8章 | 医療人としての心得 | ❽❸ |

1 患者の権利／84、 2 インフォームドコンセント（IC）／85、
3 個人情報の保護とプライバシー／88、 4 クレームへの対応／90、
5 医療安全／91、 6 感染管理と院内感染／93、 7 医療廃棄物／94、
8 病院の防災体制／95、 9 おわりに／96

医療と病院の基礎知識

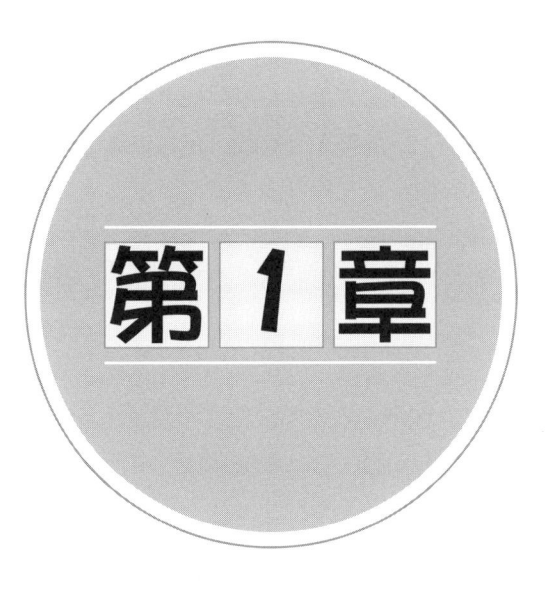

第 1 章

病院職員として

（1） 病院職員としてのスタートにあたって

さあ、社会人としてのスタートです。

気持ちを新たにして、ワクワク、ドキドキしなから、そして良い意味での緊張感を持って、病院の仕事を楽しみましょう。

医療機関に勤務する社会人として心得ておくべきことを最初に述べておきます。まず、最初に理解してほしいことは、医療機関（病院）という職場で求められる社会人としての常識は、基本的なことは一般企業と何ら違いはないということです。社会の常識という点では、医療職と他の職業と異なった感覚で捉える必要はありません。社会人としての常識が最初にあり、それに付加された形で専門職としての資質や意識が求められています。医療職だから専門職だからといって特別な考えや扱い方をされることはなく、社会人としての心得が基本となります。

白衣を着て仕事をすると、医師以外の職員でも患者さんから「先生」と呼ばれることがあります。この言葉は、あなた個人を「先生」と呼んでいるのでなく、医療への信頼を寄せる言葉の表れであると理解してください。多くの患者さんは、新人として就職されたあなた方よりも人生経験も豊富であり社会的なかかわりも深いと考えるのが当然です。ですから、患者さんが抱いている信頼に応える意味を含めて、同じ社会人としてお互いに尊敬し合う心を持って仕事をしてほしいと思います。

そして次に「仕事をする」ということが何を意味するのか、ということを考えてほし

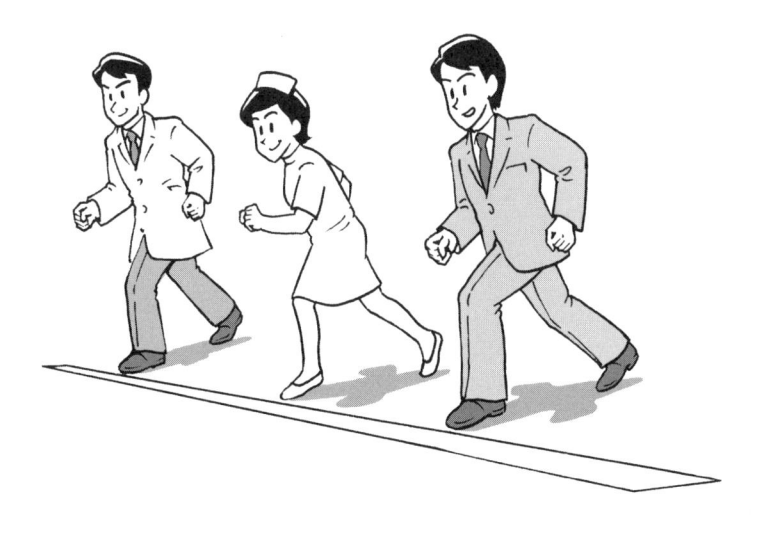

いと思います。人は働かなければ生きていけません。先祖の蓄えた財産などで生活するといった特別な例を除けば、個人で事業を行わない限り、どこかに就職することで働く場を得るのです。したがって仕事をするということは組織の一員として役目を担うこと、そしてそこには必然的に「権利と義務」が生じるということを理解してください。

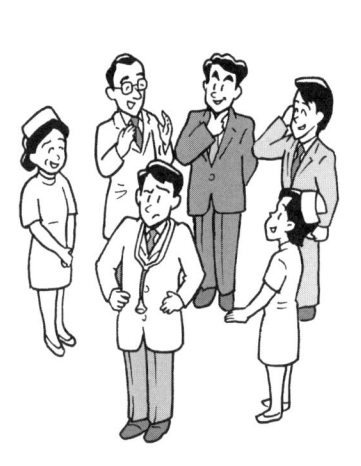

就職するということは、事業主と労働者が労働契約を結ぶということです。この契約には、労働の対価としての給料を得る権利が発生しますが、一方では組織の目的に応じた労働を提供するという義務が生じます。

自分が思う仕事のスタイルと違っているとか、仕事の内容や勤務の配置が気に入らないといっても労働契約を結んだ以上は、事業主の方針に従うことが前提になります。

例えば、あなたに専門の分野を追究したいという欲求があったとします。しかしその欲求を満たすことと組織の一員として役目を果たすことが一致しないこともあります。組織の目的、勤務する病院が何を目指そうとしているのかが優先されることは当然です。社会の厳しさもそこにあります。私には私の生き方があると考え、個人的な行動しかとれないような場合は、組織の一員としては不適切とみなされることになります。

もう1つ、病院職員として心得てほしいことに「人間関係」を大切にするということがあります。個人が尊重される時代に生まれ育ってきた人たちには、「人間関係がわずらわしい」と思うことが多いかもしれません。しかし、人間関係こそ仕事の基本です。いつも前向きに取り組む姿勢が大切です。社会人としての成功の鍵は、あなた自身が握っていることを忘れないでください。

＊よき上司に巡り合えることの喜び

　　仕事をしていくうえで大切なことに上司との関係があります。手本となるよき上司に巡り合えることは、新入職員にとって幸せなことです。信頼する上司をみつけて常に指導を請うように心がけてください。上司としても、何かにつけ慕ってくる部下の名前は他の新人よりも早く覚え、親しみがわけば、次第に仕事の要領やコツを伝えようとするものです。名前を真っ先に覚えてもらい、仕事に対する指導が親密になればなるほど、あなたの医療人としての成長も早くなり得をすることになります。

●医療と病院の基礎知識

第1章

（2）　病院の基本方針を理解しよう

病院には運営の基本を定めた「理念・基本方針」が明確にされています。理念とは「病院運営の信念、信条、理想」といったもので行動指標となる考え方を示すものです。そして基本方針とは理念を具体的に実現するための指針を言います。これらは病院が目指すべき方向性を表現したものであり、日々の活動を支える極めて重要なものです。病院によっては、さらに部門の目標、個々の職場の目標、個人の目標といった段階まで設定しているところもあります。

```
┌─────────────────────────┐
│ 病院の理念・基本方針        │
└─────────────────────────┘
     ⇕    理念・基本方針に沿った
          部門・職場の目標
┌─────────────────────────┐
│ 部門・職場の目標           │
└─────────────────────────┘
     ⇕    部門・職場の目標を達成するための
          個人の目標
┌─────────────────────────┐
│ 個 人 の 目 標            │
└─────────────────────────┘
```

病院が示す理念・基本方針を理解していなければ、職員は共通の目標が分からず、物事を判断する基準を見失って、誤った選択をする可能性もあります。自分が入職した病院がどのような考えのもとに運営されているか、最初にしっかりと理解する必要があります。

《専門職としての目標》

目標を持って仕事をすることは大切なことです。例えば、看護師や薬剤師、検査技師、事務員等もそうですが、3カ月後には○○ができる。1年を経て○○ができる。そして、ある段階から夜勤や休日の担当ができる、といった具合に職場で教育プログラムが立てられている病院も多くあります。最初の目標は、こういった職場で立案された目標を目指して経験を重ねることを勧めます。

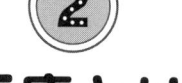

医療とは

医療とは、辞書を引くと「医術で病気をなおすこと」（広辞苑）とあります。近代的な医療が実践される以前の呪術から始まり、治療技術の進歩が医療の発展を支えてきました。近年の医療はその変化が著しく、臓器移植、生殖医療、遺伝子治療といった、生と死の領域にまで及んでいます。

私たちが仕事として携わる医療には、以下の3つの大切な要素があります。
①診断が確かであること
②治療の経過が安全でより効率的であること
③結果がよいこと

病院にある検査用の医療機器は診断を確かにするためのものです。最近では数億円するような医療機器も珍しくありません。病気の原因を特定することは、治療方法の決定に繋がることから、とても大切なことです。また、治療の内容は安全かつ効率的に行うべきです。どれだけ時間やお金がかかってもいいというものではありません。最近では、詳細な治療計画を事前に患者さんに説明することが多くなっています。

　そして、病気が治ることが何よりも大切になります。病気の治らない病院に患者さんは行きません。そもそも病院は病気を治す場所であり、そのことが医療の本質として最も大切なことです。

　また、国民が医療に求めるものも変化しています。それは学問としての「医学」が前面に出たものではなく、サービス業*としての「医療」に対する要求です。

　日常生活の健康の問題として、治療を主体とするいわゆる診療、健康を維持するためのヘルスケア、福祉に近いところの療養といった具合に、保健・医療・福祉を統合した広い範囲を医療サービスとして捉えて考えられています。

《結果がよいことについて・・・》

　医療の現場では、不幸にして亡くなられる方もあります。これを「結果がよい」とは表現できないことになるでしょう。しかし、遺族の方が医師や看護師を始めとする医療者に対して「よくやっていただいた、ありがとうございます」といった気持ちを持っていただけるよう最善を尽くすことが大切です。

　結果がよいこととは、病気が治ったことに対する「よいこと」の他に、患者さんや家族の方が抱く気持ちのことを指しています。

＊医療はサービス業

　総務庁の職業分類では医療は「サービス業」に分類されています。また平成７年の厚生白書において「医療はサービス業である」と明記されています。
　かつて医療機関は、学術あるいは技術としての「医療」の提供に精通していても、顧客である医療消費者、つまり患者が求めている「医療サービス」に無頓着であり、サービス業としての考え方が遅れていると指摘されてきました。しかし、現在では医療をサービス業と捉えて、患者サービスの向上を目指す病院が多くなりました。

＊モンスターペイシェント（サービスの勘違い）

　病院のサービスに対して自分勝手なクレームを発する患者や家族が以前にも増して多くなりました。医療サービスを一般の消費サービスと勘違いして、過大な権利の主張や無理な要求を申し立てる人たちのことをモンスターペイシェントと呼びます。休日や夜間に診療に訪れて、「救急病院だからすぐに診て当たり前」と訴えたり、治療経過がおもわしくないことを一方的に医療関係者の責任にするなど、現場でのクレームはたえません。医療関係者と患者が協力して、病気を治すといった原点に立ち戻って、互いに尊重し合って対応したいものです。

＊院内暴力

　　病院内で患者さんや家族の方が職員に対して暴言や暴力行為を行うことを院内暴力といいます。患者さんが病気を抱えイライラしているという理由で、病院職員への暴力行為を正当化することはできません。

　　患者さんから暴言を吐かれた時、我慢しなければいけないと思わないでください。誰もが暴力が怖い、嫌だ、関わりたくないと思いますが、病院職員として適切に対応しなければいけません。突然、相手が怒鳴ったとしても、慌てる必要はありません。「しばらくお待ち下さい」「確認しますので、少し時間をいただきます」等のように毅然と対応し、上司に報告し指示を仰ぎましょう。

③ 医療と社会環境

　医療そのものが抱える今日的な問題については、現在の社会環境と密接に関係しており、医療のみを社会の中の特別な問題として捉えることはできません。社会経済が発達し住宅、教育、通信、交通といった日常生活に密着した環境が整備されてきた歴史と並行して、医療環境も整備されてきました。その意味からは互いに影響を受けていると考えたほうが正しいでしょう。

　私たちには「健康で健やか生活を送りたい」という基本的な望みがあります。病気になったときに、フリーアクセス＊が保証され、日本のどこの医療機関でも相応な医療が受けられるという現在の医療環境は、そのこと自体がとても素晴らしいことです。

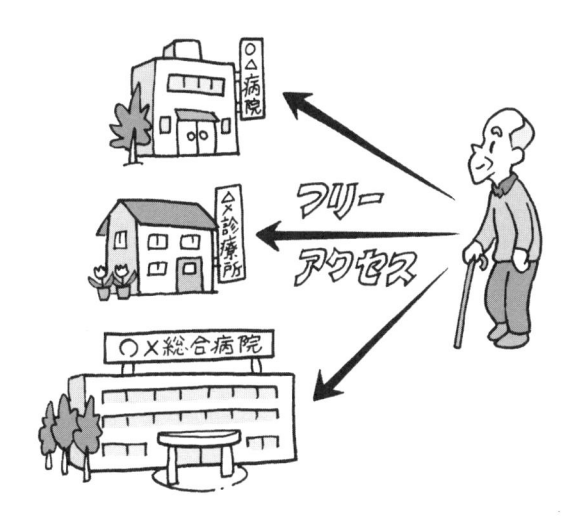

　しかし、このような最も基本的な環境も、社会経済の安定と社会保障のシステムが整備されていて、初めて実現していることです。例えば、医療を受けること自体を制限したらどうでしょう。"お金がなければ医療を受けられない""保険の種類によってかかれる医療機関が決定される"などの制限があると、「健康で健やかな生活を送りたい」という私たちの基本的な望みが達成されないことになります。

　近年では、限られた資源を有効に使えるように機能的な体制整備をすることが重要であり、ムダを排除して効率的な医療が行える体制を整備するといった考えが浸透してい

て、「質と効率」という課題の克服が何よりも求められています。

　病院の問題を考えてみると、「高度急性期」「急性期」「回復期」「慢性期」「在宅療養・介護」「終末期」といった、患者が医療を受ける際のステージに応じて医療機能が明確にされています。個々の病院が地域の中で得意な分野を分担して、不足する機能については互いに連携して*、地域内で必要な機能を完結するという考えで、社会環境に対応することを目指しています。

　私たちが携わる病院医療は大きな社会環境という枠の中で、全体の影響を受けて時代の流れとともに動いています。

　＊フリーアクセス

　　　日本ではほとんどの医療機関で保険診療が認められており、患者は自分の加入している保険の種別にかかわらず、全国どこの病院（保険医療機関）にもかかることが保証されています。これをフリーアクセスといい、国民皆保険とともに、わが国の公的医療保険制度の大きな特長になっています。

　＊病診（病々・診々）連携

　　　地域における医療機関が互いに患者情報を共有して、それぞれの機能に見合ったサービスを提供することで、一貫性のある医療を行うことが可能となります。医療機関のこのような体制を病診（病々・診々）連携といいます。病院、特に大病院に患者が集中して本来の機能が果たせない状況を懸念して考えられたものであり、診療所と病院の連携機能が住民に安心を約束する鍵といえます。

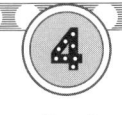

病院とは

　医療法第1条の5によると、「病院」とは、医師または歯科医師が、公衆または特定多数人のため医業または歯科医業を行う場であって、患者20人以上の収容施設を有するものをいいます。また、傷病者が、科学的かつ適切な診療を受けることができる便宜を与えることを主たる目的として組織され、かつ、運営されるものでなければならないと規定されています。

　病院は、適切な診療を提供することによって、患者さんが一日も早く回復して社会復帰することを目的としています。そのために、職員は常に最善の能力を発揮し、暖かい人間愛を持って治療に当たることが使命とされています。

　病床の区別、①一般病床、②療養病床、③結核病床、④感染病床、⑤精神病床の5つに分けられています。

　病院の病床数は年々減少しており、令和3年の医療施設（動態）調査によると、全病

床（150.0万床）のうち一般病床が88.6万床（59%）を占め、精神32.4万床（22%）、療養28.5万床（19%）となっています（**図表1**）

図表1　病床の種類別にみた病院病床数の年次推移

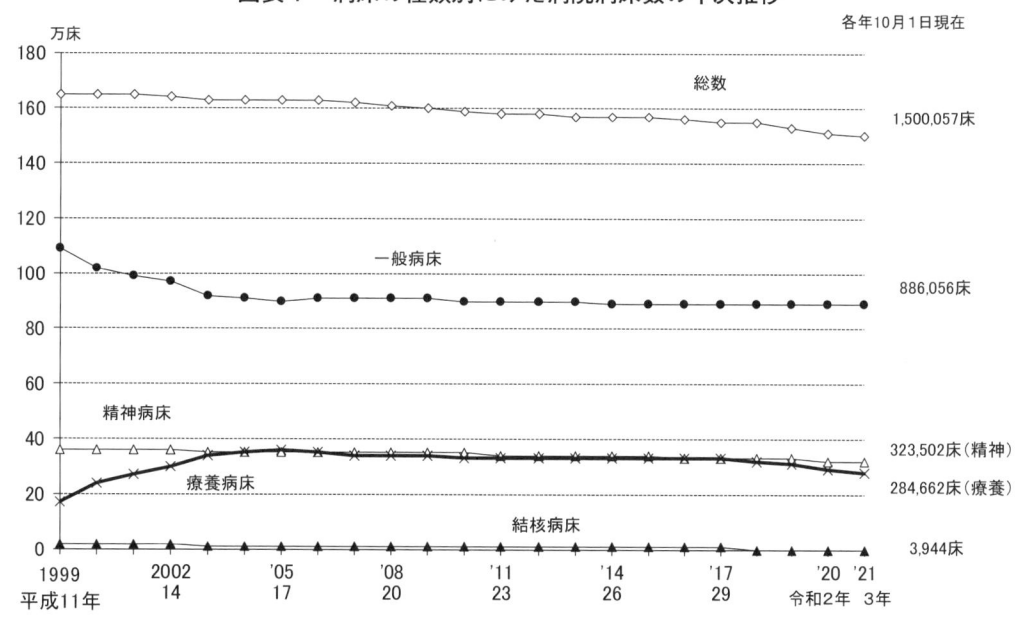

注：1）「一般病床」は、平成12年までは「その他の病床」のうち「療養型病床群」を除いたものであり、平成13・14年は「一般病床」及び「経過的旧その他の病床（経過的旧療養型病床群を除く。）」である。
　　2）「療養病床」は、平成12年までは「療養型病床群」であり、平成13・14年は「療養病床」及び「経過的旧療養型病床群」である。

出典：厚労省ホームページ　令和3年（2021）医療施設（動態）調査・病院報告の概況

＊病院の語源

　英語のHospitalの語源は、ラテン語のHospesに求めることができ、その意味は「客をもてなす」ということです。英語で歓待を表すHospitalityもこれに関連した言葉です。病院が単に患者を収容するだけでなく、温かく世話をする場でなければならないという意味を含んでいることが理解できます。

＊診療所（クリニック、医院）

　入院施設を有しない（無床診療所）か、患者19人以下の入院施設を有する医療機関（有床診療所）です。自由開業医制度であり、開設者が医師の場合は都道府県知事に届ければよいことになっています。

医療法

　医療法は医療の供給体制を定めた法律であり、医療機関を運営するうえでの基本となる法律です。昭和23年に制定されて以来、医療施設の整備と医療制度の発展に寄与してきましたが、人口の高齢化、医学の進歩、疾病構造や生活環境の変化に対応して改正が行われています。

最近の医療法改正の主な話題

【第6次医療法等改正】（平成26年6月成立・10月施行）

① 病床の機能分化・連携の推進

② 在宅医療の推進

③ 特定機能病院の承認の更新制の導入

④ 医療機関における勤務環境の改善

⑤ 医療事故に係る調査の仕組み等の整備　等

⑥ 臨床研究の推進（医療法）

【第7次改正】（平成27年9月成立・28年9月施行）

① 地域医療連携推進法人の創設

② 医療法人制度の見直し

　・会計基準の適用・外部監査の義務付け

　・理事長権限と理事の義務の新設　等

【第8次改正】（平成29年成立・30年施行）

① 特定機能病院のガバナンスの体制強化

② ウェブサイトなどにおける虚偽・誇大などの表示規制の創設　等

診療報酬制度

　病院や診療所など保険医療機関で医師による診療行為が行われた場合、それに対する報酬として支払われる代金を診療報酬といいます。診療報酬は、「保険医」の登録を行った医師が、「保険医療機関」の指定を受けた医療機関で医療行為を提供した時に支払われます。医療行為は医師が直接行うものから、医師の指示のもとに行われる行為も含まれ、診療行為ごとに定められた点数を積み上げた合計点数として計算されます。

　行われた診療行為の分だけ報酬として請求することを「出来高払い」といいます。こ

れに対して薬や検査などの点数を含めたマルメの報酬として定めた「包括払い」があります。一方、急性期病院の入院診療では「診断病名による１日単位の包括払い」としてのＤＰＣ*による請求が主流となっています。いずれのケースも医療には定価がなく、患者さんは事前に医療費を知るシステムになっていません。患者さんの承諾のないままに高額な検査を行ったり薬品を投与したりして、自己負担が高額になりトラブルになるケースもあります。患者さんの立場を考えると、高額な負担が予測される時は、事前に患者さんの了解を得る必要があります。

　診療報酬として請求できる金額は、保険点数として細部にわたり算定点数（金額）が決められています。この保険点数は２年ごとに改定があり、施設基準*の届出条件なども同時に変更されることから病院経営に大きな影響を与えます。

　日本の診療報酬制度は、全国の医療機関に対して一律に適用されます。しかし、診療報酬はあくまで医療機関の収入であって、病院経営における医師や看護師の処遇改善といった対応には限界が生じます。少子高齢化と低成長経済を基調とした日本の財政状況において、診療報酬改定を取り巻く環境は厳しいと考えられ、大規模な改定財源を確保し続けることは容易ではありません。いかにして持続可能でより質の高い医療を提供することができるか、その特質を踏まえた診療報酬制度の適切な運用が期待されています。

図表２　保険診療と診療報酬の関係

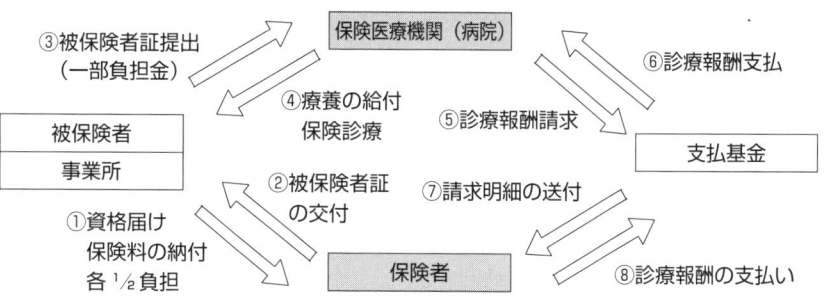

＊ＤＰＣによる支払い方法

　　ＤＰＣによる支払いでは、個々の疾病を診断群のグループに分け、１日当たりの医療費を決めて支払うという方法が取られています。入院料、投薬・注射料、画像診断などを１日当たりの定額とし、手術・麻酔料などについては出来高にするといった、定額と出来高の部分がミックスされた形が採用されています。

＊施設基準

　　健康保険法等の規定に基づき厚生労働大臣が定めた保険診療の一部について、病院の診療体制や機能、設備等の基準を定めたものです。保険医療機関ごとの届出制となっていて、安全面やサービス面等を評価したもので、保険診療における"診療の質"を確保するために設けられています。

病院の種類

　全国に約8,227の病院（令和３年３月）があり、一般病院、精神科病院に区分されます。このうち約９割を占める一般病院を、患者の病状に応じて選択しやすいよう、機能に基づいて区分けし、機能に応じた診療報酬体系を適用する再整理が実施されています。施設数を種類別にみると、「一般病院」は7,172施設で、「療養病床を有する病院」は3,548施設、病院総数の43.1％となっています。

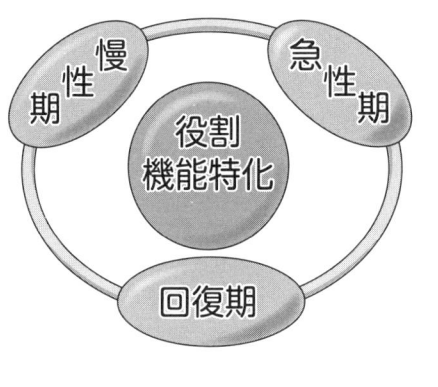

　一方、医療法の中では一定の条件を整備した病院に対して、特定機能病院、地域医療支援病院といった名称を使用することを認めています。

　病院名とは直接関係ないですが、診療報酬では200床以上の病院と199床以下の病院で保険請求できる点数の一部を区別しています。

　病院の機能を規定する施設基準は病院全体や病棟、病床の単位で認められており、極めて複雑です。一般的には急性期を担う病院と回復期、慢性期を担う病院、そしてその複数を担うケアミックス型の病院といった具合に分かれます。また設立主体による区別や届出による呼称も加わり、さまざまな種類と名前が存在します。

（1）　設立主体による分類

　病院の設立主体は多岐にわたり、その運営方法もさまざまです。補助金や税金上の処遇にも設立主体によって差があり、医療機関として公平な立場でないという議論もあります。

① 国立病院

　独立行政法人国立病院機構、国立大学法人、独立行政法人労働者健康福祉機構が運営する病院です。国立病院は政策医療を担う役割があります。政策医療はかつて結核を主としていましたが、今日ではがん・循環器病などの成人病や難病もその対象に加えられています。

② 公立病院

　自治体立病院をいいます。都道府県立病院や市町村立の病院があります。

③準公的病院

　日赤、済生会、厚生連、全国社会保険協会連合会、健康保険組合、共済組合などの病院があ

ります。

④ 私的病院

　公益法人、医療法人、学校法人、社会福祉法人、医療生協、会社などの病院をいいます。

⑤ 個人病院

　個人で設立運営されている病院です。

　日本の病院は2021年３月現在で8,227施設ありますが、そのうち国立病院は321施設、公的医療機関は1,197施設、社会保険団体関係は49施設、公益法人は203施設、医療法人立は5,685施設、個人立は146施設、その他が626施設となっています。私的病院と個人病院を併せると5,831施設となり、病院数で全体の70.9％、病床数で56.7％を占めています。また、医療法人のみをとってみると全病院数の約6.9割、病床数では5.9割を占めています。

＊特定医療法人

　　公益性が高い病院として租税特別措置法で認められた医療法人をいいます。法人税において19％の軽減税率が適用されています。

＊社会医療法人

　　一定の公的要件を備えた地域住民参加型の医療法人として位置づけ、都道府県知事の認定を受けた病院をいいます。税制上の優遇措置や債権発行が可能となることが特徴です。

（2）　病床の性格による分類

◆一般病院、精神科病院、結核療養所

　病院は一般の入院患者を受け入れる病院と、特別な疾患を入院の対象として開設されている病院に分類することができます。前者は一般病床を主体としている病院で、総合病院＊や専門病院（単科の病院）もこの中に入ります。後者は精神科病院、結核療養所であり、それぞれ精神疾患、結核患者を受け入れることを目的としています。

＊総合病院

　　診療科の中に内科、外科、耳鼻咽喉科、眼科、産婦人科が設置されていて、一定の施設基準を満たしている病院が総合病院として承認を受けていましたが、平成９年の医療法改正時に廃止され一般病院に含まれました。現在では名称のみが残って使用されています。

（3）　病院の性格による分類

①特定機能病院

　平成４年の医療法改正で新設された病院です。厚生労働大臣の承認が必要であり、病床数が500床以上、医師や看護師の人員配置も一般病院（その他病床）より高い基準が設定されています。現在、大学病院、国立癌センター、国立循環器病センターなどが承認されています。

②地域医療支援病院

　平成９年の医療法改正で総合病院の廃止とともに設けられた病院です。主な役割は、地域の診療所やクリニック等では対応困難な専門的な治療や高度な検査、手術等を行い、「地域完結型医療」の中心的な役割を担います。200床以上の病院で、①患者の紹介率80％以上、②紹介率が65％以上かつ逆紹介率40％以上、等の条件を満たしているほか、病床や医療機器の共同利用や地域の医療従事者に対する研修の実施などが条件とされています。

③がん診療連携拠点病院

　全国どこでも質の高いがん医療を確保するため、がん医療の均てん化を目標として，国が指定する医療機関です。がん診療連携拠点病院には２種類があります。

イ．都道府県がん診療拠点病院

　　地域がん診療拠点病院に対する研修や診療支援等を行います。地域がん診療連携拠点病院としての機能も有します。

ロ．地域がん診療連携拠点病院

　　二次医療圏の中心的役割を担う病院として、専門的ながん診療の実施や地域の医療機関と連携した医療の提供等を行います。

④災害拠点病院

　災害医療機関を支援する機能を有する病院で、重症・重篤な傷病者を受け入れるなど、災害時の医療救護活動において中心的な役割を担う病院として位置づけられています。厚生労働省の基準では、地域の災害拠点病院については、原則として、二次医療圏ごとに１カ所となっています。

⑤エイズ拠点病院

　エイズ診療はHIVに感染した患者に対して、専門的な医療を行うことを目的として指定されています。そのためエイズ治療拠点病院においては様々な症例に対応可能な総合的で高度な医療を提供することが求められています。またエイズに関する治療の情報収集及び地域の医療機関への情報提供・教育を行うことも役割の一つとされています。

⑥初期臨床研修病院

　医師の卒後研修のための病院として厚生労働大臣の指定を受けた病院です。研修医の

受入れ体制により「単独型臨床研修病院」、「管理型臨床研修病院」、「協力型臨床研修病院」、「臨床研修施設」の違いがあります。平成16年４月１日から、診療に従事しようとするすべての医師に２年間の臨床研修が義務づけられたことにより、多くの病院で臨床研修が可能な体制が整備されました。

⑦開放型病院

地域の診療所の医師と病院の医師が協同して入院診療が行えるように、一定の病床を地域に開放した形で届け出た病院です。病診連携の一環として設けられており、診療所の医師が病院に登録して利用するシステムとされています。

⑧救急病院（救急告示病院）

救急隊により搬送される傷病者を受け入れる医療機関として一定の条件を有していることを、都道府県知事が認可した施設が「救急病院」とされています。かつては消防機関による指定制度でしたが、申し出による承認制に変わりました。

救急医療施設には、その役割に応じて１次から３次までの区別があります。

◆第１次救急医療施設

救急医療体制の基盤をなすもので、診療時間帯における初期救急医療の確保を目的としています。入院加療が必要である患者、または高度の医療が必要である患者については、高次医療機関に転送することになります。

◆第２次救急医療施設

休日、夜間等における患者の医療を確保するもので、第１次救急医療機関において入院・手術が必要であると判断された患者、また救急現場で重症と判断される患者を治療する施設です。

◆第３次救急医療施設

脳卒中、心筋梗塞、頭部外傷等の重篤な患者を24時間体制で受け入れ、高度の診療を提供する救命救急センター等の医療施設です。

⑨回復期リハビリテーション病棟

脳血管疾患または大腿骨頚部骨折等の患者に対して、医師、看護師、理学療法士、作業療法士、言語聴覚士等が、ＡＤＬ能力の向上による寝たきり防止と家庭復帰を目的とし、共同して作成したリハビリテーションプログラムに基づくリハビリテーションを集中的に行うための病棟です。

⑩療養病棟

急性期の治療を行う「一般病棟」とは対照的に、ある程度病状が安定している慢性期の患者の長期療養を目的とした医療やリハビリを提供する病棟です。一般病床と異なる人員基準や施設の構造設備基準を設けています。

⑪緩和ケア病棟

緩和ケア病棟とは、悪性腫瘍の末期など、終末期の患者を収容し専門的にケアをする承認を受けた施設のことをいいます。緩和ケアの目標は、医師を中心とした医療チーム

が身体的・精神的痛みを和らげコントロールして、患者が最期まで、家族とともにできる限り普通の日常生活が送れるよう援助することにあります。

⑫地域包括ケア病棟

　地域包括ケア病棟とは、急性期治療を経過した患者および在宅において療養を行っている患者等を受け入れ在宅復帰支援等を行う機能を有する病棟のことです。リハビリや退院支援など、効率的かつ密度の高い医療を提供する為に、一定の施設基準をクリアし、許可を受けた「地域包括ケアシステムを支える役割を担う病棟」のことを言います。

⑬特殊疾患病棟

　主として長期にわたり療養が必要な、重度の肢体不自由児（者）、重度の意識障害者、筋ジストロフィー患者および難病患者等を対象とする病棟です。

⑭介護医療院

　平成30年４月より創設されたもので、長期的な医療と介護のニーズを併せ持つ高齢者を対象とし、「日常的な医学管理」や「看取りやターミナルケア」等の医療機能と「生活施設」としての機能とを兼ね備えた施設です。

⑮介護老人保健施設

　入所する「要介護者」に対し、「施設サービス計画」に基づいて、看護、医学的管理のもとにおける介護および機能訓練、その他必要な医療ならびに日常私生活上の世話を行う施設です。介護老人保健施設は、病状安定期にあり、入院治療は必要ないものの、リハビリテーションや看護・介護を必要とする要介護者の老人が対象となります。必要な医療ケアと日常生活サービスを併せて提供することにより家庭復帰を図る施設です。

⑯介護老人福祉施設（特別養護老人ホーム）

　入所する「要介護者」に対し、「施設サービス計画」に基づいて、入浴、排泄、食事等の介護その他の日常生活上の世話、機能訓練、健康管理および管理上の世話を行う施設です。前身は、老人福祉法に基づき認可された特別養護老人ホームで、常時介護が必要で在宅生活が困難な要介護者が対象となっています。

組織と仕事の流れ ～各部門の仕事の内容～

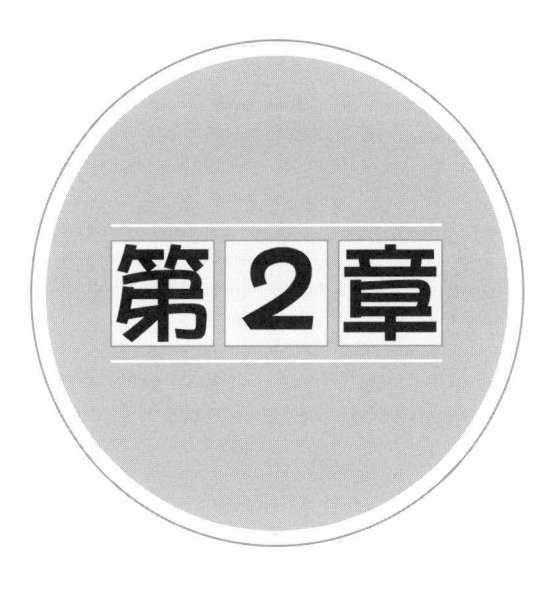

第2章

病院組織の特徴

病院組織にはそれぞれの部門があり専門性を持って仕事をしています。各部門は密接に関係しており、その部門だけで仕事が成り立っているわけではありません。互いに協力し合い、連携して病院としての機能を果たしています。このことを組織活動といいます。

組織活動のすべての仕事が意味を持ち、お互いに支え合って成り立っていることになります。組織の中で働く以上、お互いに助け合い、協力し合うということは、基本的な約束事です。それが嫌であるとすれば、組織で働くことができません。

《組織人と責任》

就職してその組織の一員となった日から、就業規則、服務規律を守る義務が生じます。新入職員のオリエンテーション時に就業規則や諸規則の説明を聞いて、「それは困る」、「納得できない」と自己の主張をしたり、また、「そんなことを知っていれば就職しなかった」というような考えは許されません。その病院に応募して就職したということは、言い換えれば、就業規則や服務規律を守ることを前提として就職を希望し、許可されたということになります。

就業規則では、休日や手当といった福利・給与面のことにどうしても注目すると思いますが、義務を果たさず権利だけを主張するのでは、社会人として失格です。

組織人としての責任には、「仕事上の責任」と「社会的責任」があります。新入職員の皆さんには、早く一人前になって、その病院にとってなくてはならない人材として実力でよい処遇を得てほしいと思います。

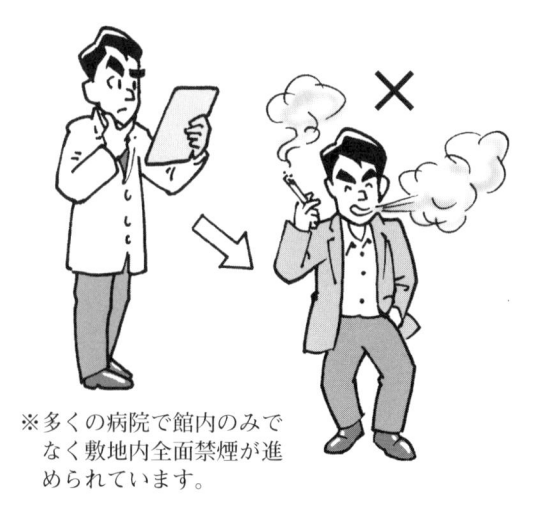

※多くの病院で館内のみでなく敷地内全面禁煙が進められています。

①仕事上の責任

仕事上の責任を果たすという意味では、新人もベテランも同じです。それぞれの責任の重さは違いますが、新人だから責任はないということはありません。新人として与えられた仕事に対して、役割を果たすことが仕事上の責任であると理解してください。

②社会的責任

社会的責任とは職場の外にいても、勤務する病院の名前を背負っているという

ことを忘れないでください。プライベートな時間であれば、何を言っても、また何をしてもいいということではありません。社会は個人を評価すると同時に必ずその人の所属する組織を一緒に評価します。反対に病院そのものが、よい評価を社会から得ているとすれば、そこに勤める職員の評価に繋がることも事実です。

「あの人が勤めている病院ならきっと安心して治療を受けられる」といった評価と「あの病院に勤めている人なら間違いなく信頼できる」といった評価は、コインの表裏のように一体となったものです。

病院業務の流れ

病院では患者さんを中心として業務が流れます。外来診察や検査、入院治療、手術などいずれの場合も患者さんを中心として、職員が動き、物品が動きます。効率性を視点にして職員を中心とした業務の流れも重要ですが、病院業務では「患者さんを中心とした流れ」が基本であることに注意します。

ここでは、(1)人の流れ、(2)物の流れ、(3)お金の流れ、(4)情報の流れに分けて考えます。規模が小さく患者さんが少ない病院では、業務の流れが緩やかで、職員の動きも少なくなりますが、基本的な考えは同様です。

（1）　人の流れ

外来

外来の人の流れは、病院のシステムにより異なります。初診の患者さん、再診の患者さん、健診の方をはじめとして、付き添いや見舞いの方までが混在します。時間帯や曜日によって混雑の様子が異なることもあります。最大限の流れに対応できるスタッフを配置することが理想でしょうが、患者数の少ない時にはかえって非効率となってしまいます。診療の予約制を活用する、曜日のムラを解消するなど、業務量を考えながら職員を弾力的に配置して対応します。

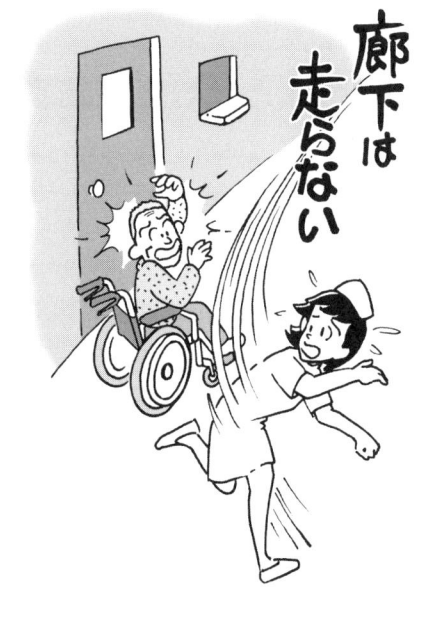

廊下は走らない

●組織と仕事の流れ〜各部門の仕事の内容〜

第2章

23

入院

　入院患者の流れは、病床を利用する患者の数で決まります。例えば200床の病院で患者200人が1カ月入院していたとすると、延べ患者数は200人です。また、同じ200床でも平均在院日数が15日で、常に満床であったとすると、延べ患者数は400人になります。

　入院患者の流れの大きさは、病床の利用率（回転率）により異なってきます。ここでは、利用率が高く延べ患者数が多いほど、業務量が多くなり、人員配置の体制もそれに合わせる必要が生じてきます。病院の病床は社会的資源といわれています。効率的な利用を心がけること、そして病床利用率が病院の経営に直接的に影響することも忘れてはいけません。

　＊院内の移動について

> 　外来、入院に限らず院内を移動する時は、患者さんの移動に注意を払います。高齢者や小児は、一般の人よりも移動に時間がかかります。なかには車イスや点滴台を持って移動する患者さんもいます。いくら急いでいるからといって、廊下を走ったり、患者さんに通り道を開けてもらったりして移動することは非常識です。エレベーターの乗り降りでも、患者さんが優先であることを忘れないでください。

（2）　物の流れ

　病院で使用する物品には多くの種類があります。大きく分けると①医薬品、②医療材料、③食料品、④一般消耗品があげられます。これらの流れを確認すると、購買⇒供給⇒使用⇒補給という段階に分かれます。

物品の種類と流れを確認すると…

《医薬品》

　医薬品の購入は「薬事委員会」などで決定し、価格交渉は用度課や購買担当者が交渉して購入することになります。薬価として保険請求の金額が決まっているので、購入価格との差益が病院の利益になります。したがって価格の交渉力が病院経営に影響を及ぼすことになります。

　医薬品は、直接患者の服薬や注射に使

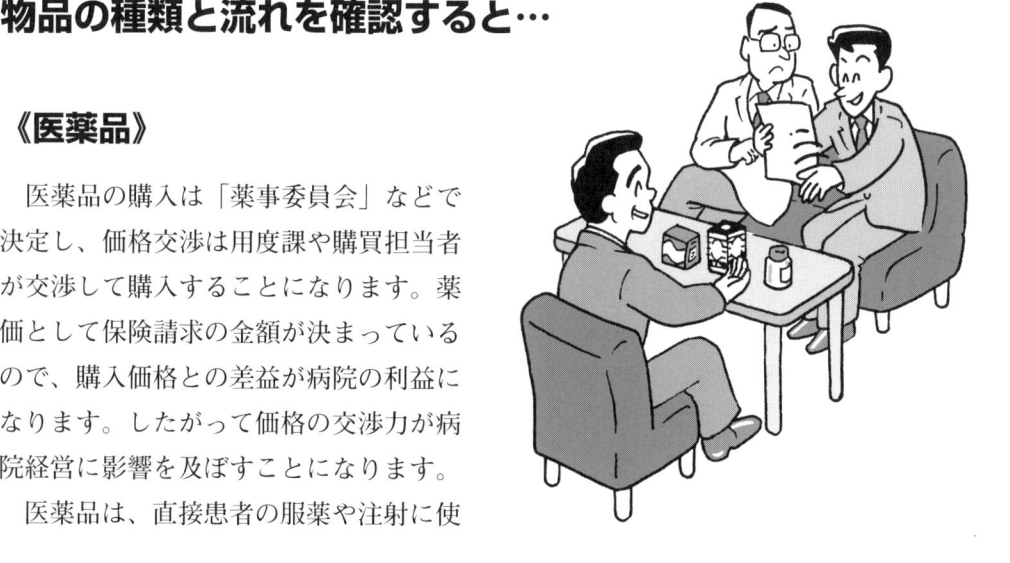

用されるものですから、適切な管理が必要です。麻薬や向精神薬のように特に取扱いの注意が必要なものも含まれています。

《医療材料》

外来、病棟、検査、手術室など医療材料は多くの部署で使用されます。常時使用するものは定数を職場の在庫として保管し、在庫が少なくなった時は用度課より出庫して補います。最近ではＳＰＤシステム＊を整備して、定期的なチェックと補給を行う病院も増えています。

患者さんの治療に用いられる医療材料には保険請求が可能なものとそうでないものがあります。保険請求できる材料には高額なものも多くあり、保険請求の漏れが生じないように注意しなければなりません。

《食料品》

購入の担当と検収は病院によってまちまちですが、栄養士が担当している病院が多いようです。患者さんの食事に対する費用が定められていることから、予定の費用内で計画して購入すること、衛生上の問題や賞味期限等に留意して保管するなどの注意が必要です。

《一般消耗品》

事務用品から衛生材料、燃料などの購買を用度課（担当者）が行います。一つひとつの価格は安いものが多いですが、日常使用するものであり常に節約する意識が大切です。節約は義務として受け止め、職員全員がコスト意識を持つことから始まります。

> ＊ＳＰＤ方式
>
> 物品管理の手法の１つとして、最近ではＳＰＤ方式を採用する病院が多くなりました。ＳＰＤとは（Supply Processing and Distribution）の略です。物品管理と供給を中央化して在庫量の調整や搬送業務を集中して行うことにより、業務の効率化を図ろうとするものです。

（3） お金の流れ

病院の収入のほとんどは社会保険を用いた診療費によって占められています。診療費は社会保険から直接病院に支払われる部分と窓口で患者さんが支払う自己負担によって成り立っています。保検証を用いて診療した場合、社会保険からの

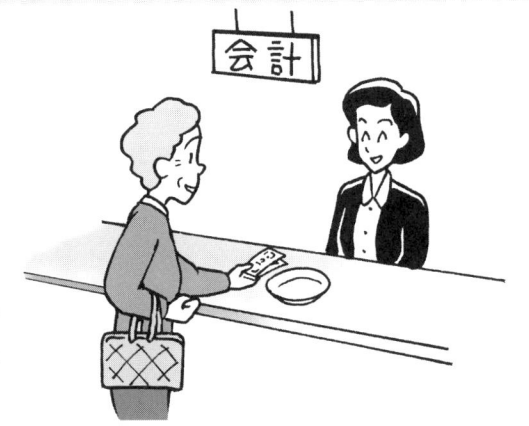

支払いは約束されていますが、窓口で支払われる自己負担金は支払いがとどこおると未収金になります。病院で日常的に金銭を取り扱う部署は、患者の自己負担金を扱う医事課の会計窓口と病院の会計を扱う経理課になります。他の部署では現金を取り扱うことはほとんどありませんが、医療行為の積み重ねが診療費となることから、漏れなく請求*できるような工夫と注意が必要とされます。

＊請求もれ

　診療行為そのものや診療の際に使用した薬品、医療材料は、カルテの記載や伝票の記入などの記録から医事課職員が診療報酬請求書（レセプト）としてまとめ、支払基金等に請求します。したがってしっかりと記録されていないものは請求漏れとなってしまいます。緊急時の検査や臨時に使用した薬剤など、伝票の記載漏れなどが積み重なると、病院全体の請求漏れは大きな金額になります。

（4）　情報の流れ

　病院が取り扱う情報は、患者さんに関係する情報とそれ以外の業務関係の情報に分けることができます。

《患者さんに関係する情報と個人情報の保護》

　患者さんの住所・氏名から病名や治療内容、画像診断や検査の記録までのすべてが個人情報になります。これらの情報は個人情報保護法という法律によって取り扱いの注意が義務づけられています。病院に勤めている間だけでなく退職したあとも、例えば、患者さんの病気や治療に関することはもちろん、通院や入院の事実などの情報を院外の人に知らせることは禁じられています。プライバシーの保護については第8章の3で解説しています。

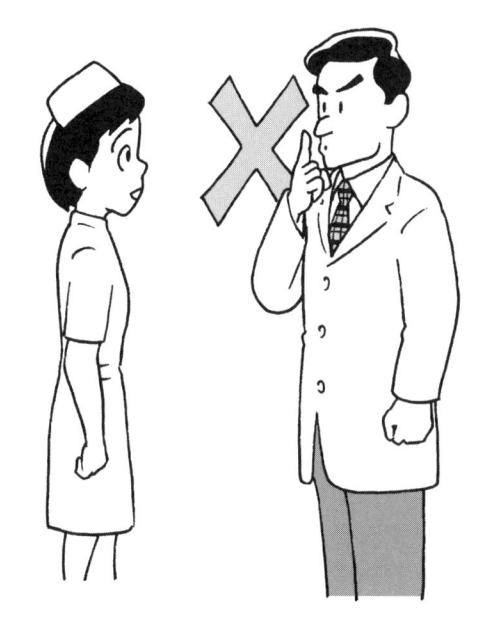

　病院では患者情報を扱う専門家として診療情報管理士を配置して、情報の収集と分析を行うことが必要とされ、診療の質の向上と病院経営の効率化に繋げることが求められています。

《業務関係の情報》

　病院運営に関係する法令の改正、行政からの通知、さらには関係団体から提供される情報については、必要な情報が院内に流れるような仕組みが必要です。一部の部署のみが知っていて他の部署では知らなかったということのないように、情報の共有化に注意します。また、情報はタイムリーであって初めて価値のあるものです。情報提供のスピードも大切な要素です。

　院内の各種連絡事項や定期的に流す情報については、院内広報誌や掲示板、院内ＬＡＮなどを利用して提供されます。職員として心得ておくべき労務関係の連絡などについても「知らなかった」ということのないように必ず目を通す習慣をつけるように心がけてください。

《情報とコンピュータ》

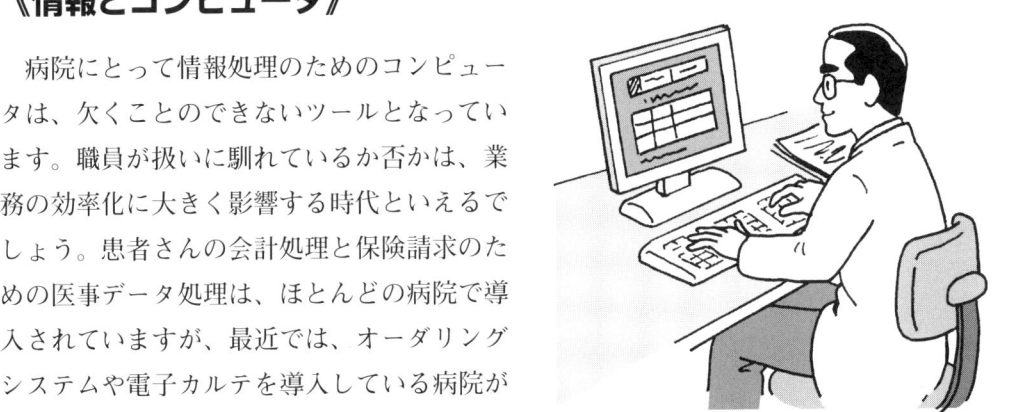

　病院にとって情報処理のためのコンピュータは、欠くことのできないツールとなっています。職員が扱いに馴れているか否かは、業務の効率化に大きく影響する時代といえるでしょう。患者さんの会計処理と保険請求のための医事データ処理は、ほとんどの病院で導入されていますが、最近では、オーダリングシステムや電子カルテを導入している病院が多くなりました。

　このシステムでは医師が直接コンピュータに入力することから、それまで行っていた転記の作業がなくなります。医師の手間が増えるデメリットがありますが、その後の作業の効率化が推進されるメリットがあります。コンピュータは職場の用途により多くの機種が混在して利用されることが考えられます。また、使用するソフトも新しいものが毎年のように出てきます。院内で使用するコンピュータの環境を統括して管理する仕組＊みが必要とされています。

＊アクセスの制限

　患者の治療行為を含めた情報については関係者以外から侵入できない仕組みが必要です。個別のコンピュータで利用者が限られている時は制限を設けないケースもありますが、誰もが利用できるネットワークで管理されている場合は、職員個人に認識コードを与えて、特定の職員以外が取り扱えないようにする方法がとられます。

　アクセスの制限は興味本位で患者の情報を知ろうとする行為を防ぐ意味があります。また人事や経営上の資料は担当者以外の職員が情報を得ることができないようなシステムとしてアクセスを制限します。

《電子カルテの注意、不正アクセスへのリスク対策……》

　カルテを電子化することで多くのメリットが得られますが、一方で、電子カルテならではの注意事項もあります。特に個人情報の保護については最新の注意が求められます。紙ならば安全というわけでもありませんが、電子化された情報は小さな媒体に大量の情報をコピーされ、持ち出されるなどの危険性があります。患者情報が漏えいすることは、医療機関の信用問題に繋がります。病院であっても一般企業同様、コンピューターウィルスの脅威や不正アクセスによる情報漏えいのリスクと無縁ではありません。これを防止するためのセキュリティシステム導入など、外部要因による情報漏えい対策も必要ですが、USB メモリなどに簡単にバックアップ可能なため、医療機関内部のセキュリティ管理、情報漏えいリスク対策も必要となってきます。また、利用者の個人に与えられるログイン ID、パスワードについては、定期的な変更を行うことも必須といえます。

《情報の取り扱い、SNS の注意……》

　業務上の守秘義務及び個人情報保護については、病院の諸規則、並びに関係法令等により遵守が義務付けられることになります。しかし、ソーシャル・ネットワーキング・サービス（以下、SNS）による情報発信の中には、これらに抵触すると思われる事例が報告されています。具体的には、勤務時間中の様子や個人の勤務内容のこと、患者の家族であれば個人が特定されると思われる情報が SNS を通じて外部に公開されたことです。昨今、Facebook、Twitter、インスタグラムなどの SNS は、手軽に交流できる場を提供できることから普及して情報提供の場となり、公共機関での業務応用も進んでいます。しかし、掲載情報は親しい友人に留まらず、サイト内に登録している会員に特別の制限なく公開されることになり、情報漏えいにも繋がるため、細心の注意が必要です。普段の利用については、法律上はもちろん職業倫理上も厳重な守秘義務が課せられていること、また、絶対の安全性が保たれていないことを認識し、情報を安易に公開しないよう細心の配慮が必要です。

＊サイバーセキュリティ対策について

　病院を狙ったサイバー攻撃により電子カルテの利用ができなくなるなど、病院運営に大きな影響が発生するケースがみられます。医療機関を攻撃対象とするサイバー攻撃は近年増加傾向にあり、その脅威は日増しに高まっています。
　サイバー攻撃に備えて、下記の防衛策を行い、PC や電子カルテ端末の利用には十分に注意しましょう。
・パスワードを複雑なものに変更し、使い回しをしない。
・不審メールは、上司に連絡し迅速に上指示を仰ぐ。
・メールの添付ファイルを不用意に開かない、URL を不用意にクリックしない。
※知人や職員を装ったなりすましメールにも注意が必要です。

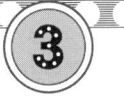

病院の組織

病院が提供する医療は組織医療であり、質の高い医療を提供するためには適切な組織運営が行われる必要があります。病院の組織体系はその病院の機能や規模により多少異なりますが、基本的には同じ性格を持っています。病院組織をよく理解して病院の全体像を把握します。

（1） ピラミッド型の縦の関係

病院も一般の会社も同様に仕事は上司から部下へという指示・命令で進められます。各職場には業務のリーダー役（主任・係長）が配置され、さらに職場の責任者としての管理職（課長・師長）が任命されています。病院の業務は目的に応じて部門別とされ、それぞれ部門長（部長）は最高責任者（院長）と常に意思疎通を図り、目的に沿った業務が遂行されるよう指揮する役割を担います（**図表3**）。

※　職員は自分の位置する場所を確認し、自分への指揮命令系統を確認しておきます。
　　他の部署からの指示・命令は受けない仕組みが理解できます。

図表3　病院の縦の関係

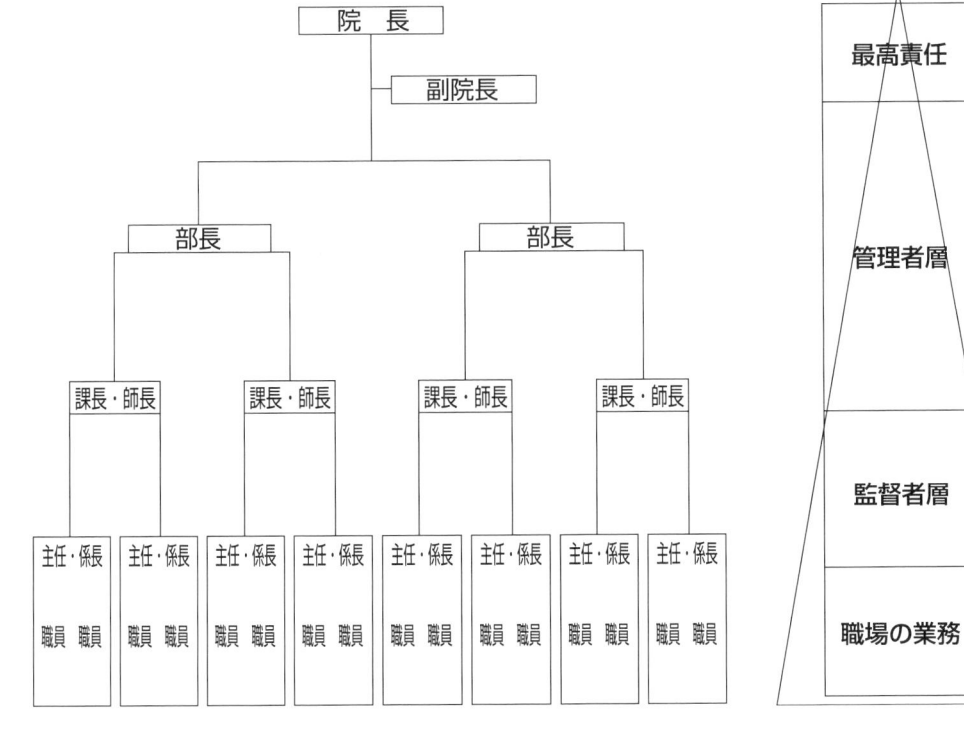

29

（2） 病院の組織図

　病院としての方針や決定事項がどのような経路で伝達される仕組みがとられているか、指揮命令系統が理解できる組織図が整備されていて、院内に周知されている必要があります。組織図は設立主体や規模により表現は異なりますが、基本的には診療、看護、技術、事務といった部門に分かれます。最近では、部門や部署の枠にとらわれない位置づけとしての経営企画室、情報管理室といった機能を設けることも多くなりました（**図表4**）。

図表4　一般的な病院の組織図

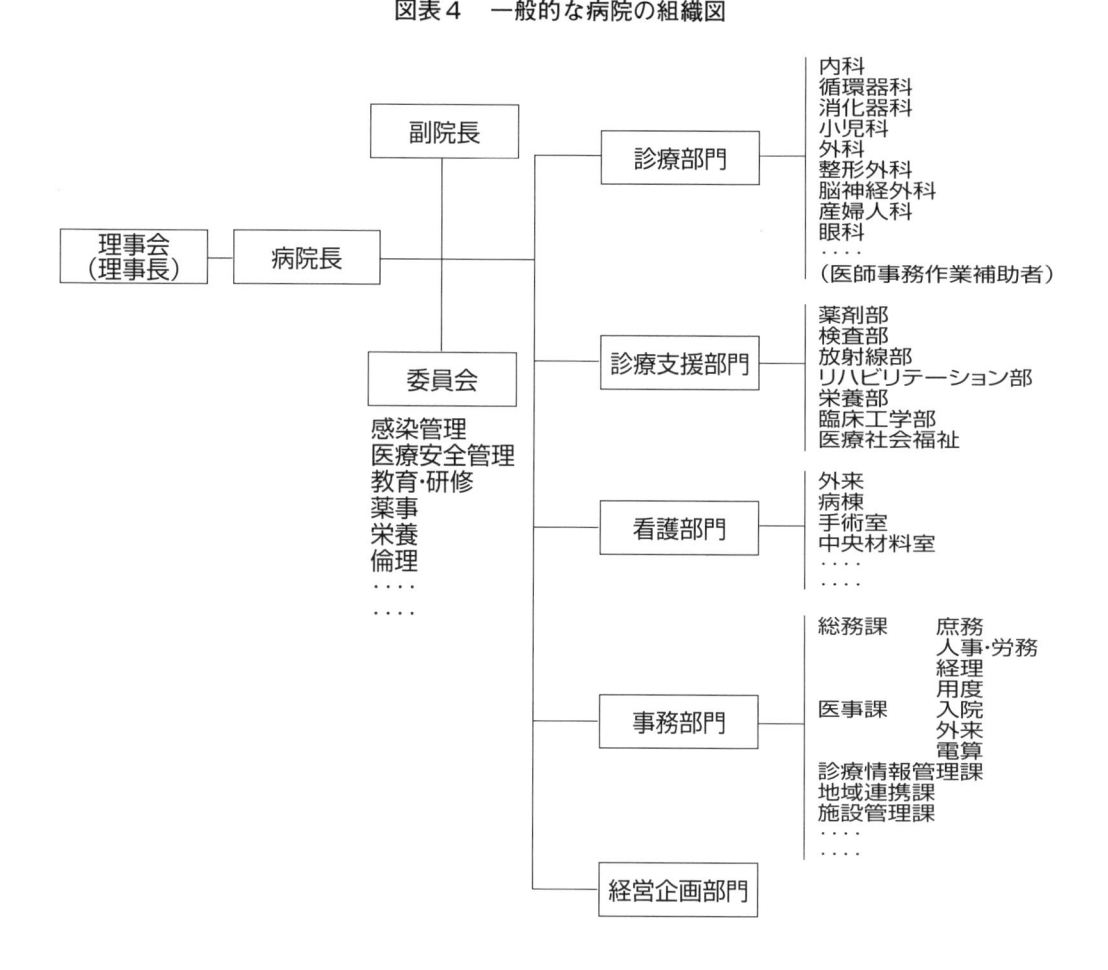

（3） チーム医療による組織

　縦関係の指揮命令としての業務のほかに、患者さんを治療する目的で構成される組織が存在します。これは「その患者さんを治療する」という特定の業務を遂行するための、限られた組織形態であると理解します。医師を中心とする多職種によって行われるこの組織形態は、チーム医療と呼ばれています。

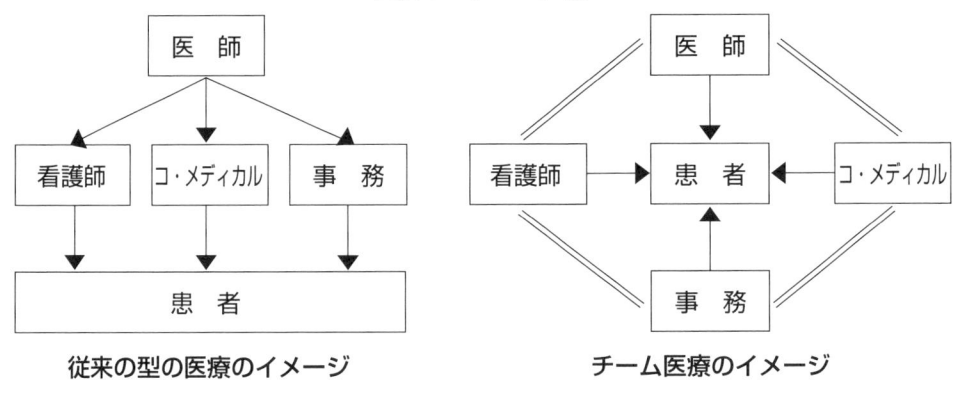

図表5　チーム医療

従来の型の医療のイメージ　　　　　チーム医療のイメージ

《チーム医療とは》

　チーム医療とは、病院で患者さんを治療するに当たり、医師をはじめとする薬剤師、検査技師、看護職、理学療法士、作業療法士、言語聴覚士、ソーシャルワーカーといった異なる分野の専門職が協力して対処することをいいます。それぞれの専門職が自らの専門分野はもちろん、他の分野も視野に置きながら対処することで、より効果的できめ細かいサービスが提供できるという考えに立ったものです。

　日本の多くの病院では、医師の指示が看護師を介して薬剤師、検査技師、栄養士などに伝わり、患者さんに提供されるという流れになっています。しかし、これは本来の「チーム医療」とはいえません。医療とは、患者さんが抱えているすべての問題を解決することですが、病気そのものだけでなく、療養上のケア、リハビリ、食事といった生活上の注意、病気をしたことによる心理的な問題、仕事や家庭生活への影響、医療費を含む経済的問題などもあります。医師1人の力では、広範囲に及ぶ医療サービスの提供には限界があります。したがって、心の問題には精神科医や臨床心理士が当たり、社会、経済的問題は医療ソーシャルワーカーが担当するというように、1人の患者さんに関係するいろいろな問題に、複数の医療職種が専門の立場から対処する「チーム医療」としての対応が必要となります（**図表5**）。

　チーム医療はよくスポーツのチームメイトに例えられます。病気の初期ではもちろんのこと医師がリーダーシップを発揮しますが、病状がある程度落ち着けば、対処の主役は看護師のほうが適任です。糖尿病のように食事療法が重要な場合は、栄養士がリーダーになることも考えられます。医師はオールマイティーではありませんから、患者の状態や病気の段階に応じて、リーダーを決めていくことになります。

　野球やサッカーなどのスポーツだけでなく、医療を行う病院もまた究極のチームプレーを目指しています。医師を含め、すべての職種の人がチーム医療の一員であることを忘れてはいけません。医療人として、そして仕事のプロとして役割意識を持ち、常に専門的な視点でのフィードバックを心がけ、ともに仕事をする相手の主体性を尊重して、

●組織と仕事の流れ～各部門の仕事の内容～

第2章

「患者本位」の医療を「患者や患者家族とともに」実行することが求められています。

（4） 各種の委員会活動

　病院には多くの委員会＊があります。通常、委員会は院長の諮問機関として重要な課題について検討する役割を担っており、構成メンバーは各職種から選出されます。法律や施設基準で設置が義務づけられている委員会には、「医療事故防止委員会」、「感染対策委員会」、「衛生委員会」、「医療ガス安全対策委員会」などがあります。そのほかにも、倫理や教育、接遇、業務改善など日常業務と密接に関係した委員会が設置されています。委員として選出された職員は、各部門との連携をとりながら、積極的に委員会活動に取り組むことが求められます。

＊会議と委員会の違い

　委員会は特定の課題について、議論や権限執行を委任された複数の委員によって構成される機関のことをいいます。医療安全、感染管理といった特殊な事項について、その分野における課題を解決し機能充実を推進する役目を担っています。一方、会議は関係者が集まって相談し物事を決定する機関です。病院にはいろいろな会議がありますが、会議の種類によって議論の内容や決定される事項が異なります。

④

各部門

（1） 診療部門

　診療は、医療における最も中心的な業務であって、医師のみが行えるものです。患者さんと医師との１対１の関係が医療の原点であり、日本の歴史の中で長い時間をかけて信頼関係が築き上げられてきました。しかし、現代医療では求められる医療そのものの内容が拡大し、医療技術の進歩と高度化、細分化をもたらしました。

　医療の広がりは診療機能にも細分化をもたらし、内科、循環器科、消化器科、外科、脳神経外科といったように診療科が分かれたという経緯があります。現行の医療法で認められている診療科は実に30以上あります。また、病院での医療は医師が単独で行うものではなく、前項で述べたとおり多くの職種が連携・協力してチームとして実践しています。

　医師はチームのリーダーとして診断と治療計画を決定し、最良の医療が提供できるよ

うにする使命を負っています。診療部門は組織
医療の中核を担っていることから、専門職とし
ての医師が果たすべき役割は大変重要です。

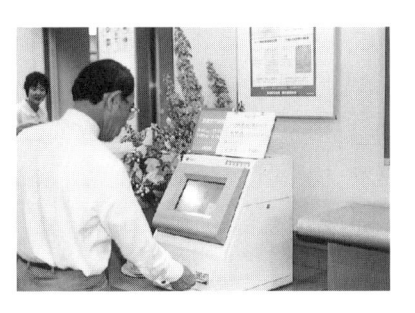

《外来診療》

　日本の病院は診療所から始まり規模を拡大し
て発展してきたことから、ほとんどの病院が診
療所と同様に外来診療を行っています。したがって、専門医や高額医療機器を有する大
病院に患者の志向が集中しています。結果として、受け入れ側にも限度があることから、
待ち時間が長く十分な診療が行えないことが問題とされています。診療所との役割分担
を推進して病診連携を図り、大病院では診療所からの紹介患者を受け入れ、入院治療に重
点を置いた医療を展開することが理想的とされています。

《入院診療》

　入院診療は病院にとって中心的な機能といえます。入院治療が効率的に実施されるた
めに、入院計画ではクリニカルパス*を用いた治療を実施するケースも多くなりました。
入院診療は治療方針を決定する主治医の役割が重要になります。主治医は上司や他の分
野の専門医と連携し診療チームの中心となって患者の治療に当たらなければなりません。
また、医療に関する倫理について認識し、インフォームドコンセントを実施することも、
医師としての義務です。

＊クリニカルパス

　医療チームが提供する医療の質と生産性の向上を目指した管理手
法です。「ある入院患者に対して、おおよその患者がたどるであろう
と考えられる臨床経過と、そこで提供される医療について、医師・看
護師を中心に関係者間で図面化し実行・評価する手法」と定義されま
す。別の表現をすると、一定の疾患や疾病に対して、その患者の治療・
検査・ケア・処置・指導などの内容やタイミング、患者の状態などをス
ケジュール表としてまとめたものです。

《救急診療》

　病気やケガの発生は予測できないことがほとんどです。また、夜間や休日に病状が急
変するといった例も少なくありません。病院はこれらの患者に対して救急医療サービス
を提供しなければなりません。ただし、1つの病院ではすべてをカバーすることが困難
であることから、それぞれの地域における救急医療システムの中で、病院の役割が決め
られています。
　救急医療は予測されるニーズに対応可能な能力を有する医師や看護師等が配置されて

対応されていることが理想です。しかし、日本の救急医療の現場は人材不足といえます。24時間いつでも何処でも専門的な治療が受けられるといった体制ではありません。そこで、地域の中で救急応需の当番日を決めたり、オンコール（待機）体制を整備するなどの方法も取られています。些細な症状で救急医療を利用する患者さんが増加し、現場の人材不足を加速させている側面もあります。

《保健・予防活動》

　病院は疾病の治療を行うことを主な業務としていますが、地域の住民の健康を守るという考えのもとに、予防、健診、健康増進といった保健・予防活動に取り組むことも大切なことです。

◆病院で実施される保健・予防活動の例
　　①　健康教室、健康相談、育児相談、健康に関する講演など
　　②　健康診断、成人病健診、人間ドック、がん検診など
　　③　学校医、産業医など

（2）　診療支援部

①薬剤科

　医療法では、病院には専任の薬剤師を配置することおよび調剤室を設けることを定めています。病院の薬剤科は通常「薬局」と呼ばれており、患者さんからは診察時に処方された薬を調剤して渡される場所と受けとられています。

　本来、病院薬剤師の役目は、有効で安全な医薬品を適切な情報とともに患者さんに提供することにあります。病院における薬剤師の活動は、処方に対する調剤業務に多くの時間をとられ主な業務とされてきましたが、医療の発展に伴って診療行為の中で果たす役目が変化してきました。

　患者に対する服薬指導や薬歴管理、医薬品情報の適切な提供など、専門的な知識を必要とする幅広い活動へと広がっています。病院で薬剤科が担う業務には次のようなものがあります。

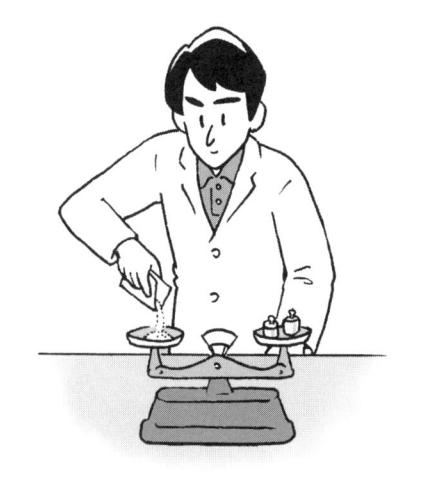

　　㋐　調剤業務
　　㋑　製剤業務
　　㋒　薬剤管理指導、薬歴管理
　　㋓　医薬品情報（ＤＩ）管理
　　㋔　薬品管理、麻薬・向精神薬の管理等
　院外処方の普及により外来の調剤業務量が少なくなる一方、病棟での薬剤管理指導業務に携

わる時間が多くなっています。患者の薬歴、アレルギーの有無の確認から服薬指導、副作用、服薬効果の確認など専門的な立場から医療サービスに貢献するものです。

　専門的な知識を要求される薬剤師の業務は、常に自己研鑽と研究心を怠らない努力が必要です。薬学は急速に進歩しています。新しい薬学知識を生かしたサービスの提供が求められています。

②検査科

　検査科の行う検査は多くの項目に分かれていますが、業務としては検体検査と生理検査に大別されます。検体検査は人体から採取した検体を検査の対象としており、生理検査は患者の生理機能の変化を直接データとして捉えるために、人体そのものを検査の対象とします。

◆検体検査

　血液、尿・便、組織などを対象とし、検査の種類に応じて㋐生化学検査、㋑血液検査、㋒免疫（血清）検査、㋓一般検査、㋔微生物検査、㋕病理検査に分かれています。検体検査は自動分析機の導入に伴い迅速化と標準化が進んでいます。

　検体検査のほとんどの業務は臨床検査技師によって行われますが、病理検査については、主に病理医が業務・管理することから、検査室から独立して手術室や剖検室の近い場所に設けられることがあります。

◆生理機能検査

　人体の生理機能を測定する検査であり、心電図、心音図、脳波、筋電図、呼吸機能、聴力などがあげられます。患者の身体そのものを対象としていることから、患者が検査室に直接出向かなければなりません。

　検査場所の案内や検査時のプライバシーに配慮が必要です。また利用する診療科が特定される感覚器系の検査では、その診察室内に設備されていることもあります。

＊検査の委託

> 　検体の数に限りがある病院や設備投資などの効率性を考慮して、検査の外部委託を行う病院があります。全部または一部の委託に限らず検体管理、精度管理については病院として責任を持って対応することが必要とされています。

③放射線科

　放射線科で行う業務は、㋐放射線診断（検査）、㋑放射線治療、㋒核医学があります。㋐放射線診断（検査）は、エックス線撮影、ＣＴ、血管造影撮影など、撮影または透視を行います。㋑放射線治療ではリニアックなどにより放射線を病巣に照射して治療を行います。㋒核医学では放射性同位元素を人体に注入して計測し、画像を得ます。しかし、近年では画像診断技術の進歩により、画像診断そのものが放射線を使用した検査・治療の枠を越えつつあります。

　ＭＲＩ、超音波診断装置など放射線を使用しないで画像を得ることができる機器が普

及してきたことから、これらの機器を使用した検査も放射線科で行われることが多くなりました。

　放射線科では放射線医を長としてその下に放射線技師が配置されているのが一般的ですが、放射線医がいない場合は、放射線技師による画像情報の提供に限定された業務となります。

④リハビリテーション科

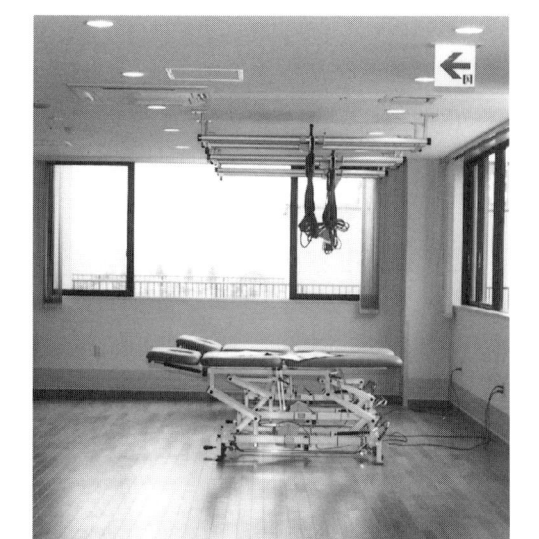

　リハビリテーションという言葉は、障害を持った人を社会復帰させる行為を意味しますが、一般的にリハビリテーションというと病院での訓練を意味して使われています。医学的リハビリテーションを遂行するための医学がリハビリテーション医学という分野であり、理学療法・作業療法・言語療法は病院の治療の重要な役割を担っています。

◆理学療法

　理学療法の対象者は、「身体に障害のある者」であり、「基本動作能力」の回復を目的としています。そのために、運動や物理的な力を用いることを理学療法といいます。ここでいう運動や物理的な力については、運動療法、物理療法として、それぞれ確立されています。

　また、患者にリハビリを実施するためには、その患者の状態を知る必要があります。医師の診断や患者の姿勢、動作の観察、各種の検査や測定で知り、リハビリ実施のプログラムを立案します。この一連の流れを「評価」といいます。理学療法において「評価」は、「評価に始まり評価に終わる」といわれるほど重要です。

◆作業療法

　作業療法は、「身体や精神に障害のある者に対し、主として応用的動作能力または社会的適応能力の回復を図るため、手芸、工作その他の作業を行わせることをいう」と定義されています。

　作業療法の現場で行われている「作業」の種類には、銅細工、革細工、籐細工、人形づくり、編物など、いろいろな活動があります。たくさんある作業項目の中で、どの作業を選べば本当に患者さんに効果があるのかは、すべて作業療法士の技量によります。

　作業療法の種類を分類すると、機能的作業療法、日常生活動作訓練、生活関連動作訓練、心理的あるいは支持的作業療法、職業前作業療法などに分けられます。

◆言語聴覚療法

　言葉や聴覚に障害を持つ方に対してリハビリテーションを行う専門職を言語聴覚士と

いいます。1999年に初めて国家試験が行われ「言語聴覚士」が誕生しました。

　かつては言語療法士、聴能言語士、言語訓練士などの名称で呼ばれていましたが、ようやく国家資格として「言語聴覚士」という新しい名称とされた経緯があります。

　業務内容は、失語症、構音障害、嚥下障害、痴呆、記憶障害などに対して言語療法を行います。脳卒中や交通事故などで言語障害となった患者さんの、障害を克服するための援助であり、人間的復権を目指したリハビリテーションといえます。

　小児の場合では、発音の障害、言葉の発達の遅れ、聴覚障害などの援助として行われています。

⑤栄養科

　栄養科の役割は、専門的な知識による「傷病者の栄養指導」と病状に応じた「食事の提供」です。病院の管理栄養士は、通常、食事療法における患者さんへの指導を中心とする臨床栄養業務と、献立から食材発注・調理に至る給食管理業務の両方を行います。

　また、チーム医療における管理栄養士*の役割は大きく、給食委員会を開催して医師や看護師と連携して栄養業務の質の向上に努めます。

＊栄養士と管理栄養士

> 　栄養士の免許は栄養士養成施設を卒業したら都道府県知事から交付されます。このとき、特に試験は必要ありません。一方、管理栄養士とは、栄養士の資格を持つ人が一定の経験を積んで国家試験に合格することで、管理栄養士の資格を取ることができます。栄養士と管理栄養士の大きな違いは、栄養指導で保険点数が取れるか取れないかです。栄養士が栄養指導をしても保険点数にはなりませんが、管理栄養士が行った場合は保険点数が算定できます。

◆栄養指導について

　栄養指導は、患者さんの身体状況や治療方針を熟知しておくことが必要であり、医師の指示を受けて行います。管理栄養士は栄養評価、判定など特有の専門知識と技術を活用し、療養するに当たって必要となる栄養量や摂取方法などの指導を継続的に行います。

　がんや脳卒中、心臓病や糖尿病などの生活習慣病の予備軍に対しても健康保持と増進を指導します。

　対象者の年齢、性別、生活環境まで含め、各個人の身体状況や栄養状態を判断できる知識と指導の技術が求められます。

◆食事の提供について

　入院の患者さんへの食事の供給も栄養科の大切な業務です。同じ施設で１日３食をとる場合、また多様な年齢層が同時に摂取する場合、医学的管理を必要とする場合など、集団の中でもそれぞれ個別的な配慮が必要になります。

　管理栄養士は、適切な給食経営管理を行うための指導助言の役割を担うほか、実際に調理業務に携わる担当者の栄養に関する知識向上、調理方法の改善等について管理し、

指導する業務も行います。

⑥臨床工学科

　近代医療では医療機器が必要不可欠ですが、これらの医療機器の増加に伴い、既存の医師や看護師では十分対応しきれない状態となってきました。このような医療の社会的背景のもとに、1987年に臨床工学技士法が成立しました。臨床工学技士（ME・CE）*は、使用目的の広範囲な生命維持管理装置の操作を行う診療の補助者であり、高い専門性が要求されるため高度な技術力と知識が必要とされています。業務内容は、①血液浄化業務（透析室）、②ICU、救命救急病棟業務、③手術室、④心臓カテーテル室、⑤院内ME機器管理業務など幅広い分野で活躍しています。

＊ ME（medical engineering）　　＊ CE（clinical engineer）

⑦医療社会福祉

　医療福祉サービスは、病院に訪れる患者や家族が抱える心理的、経済的、社会的な悩みや問題について、相談者の立場に立って調整し、その解決を援助します。

　病院機能の一部として社会復帰の促進を図る目的で、連携先との調整など、その役割が増しています。

　職場の呼称や位置づけは病院によりさまざまですが、通常、「医療相談室」として独立した機能を持って活躍します。担当者であるMSW*は医療社会福祉の専門職としての教育を受けた者であることが望ましい職種です。

　病院での医療社会福祉の業務には次のことがあげられます。

　㋐　経済的問題についての相談

　㋑　心理的・社会的諸問題の解決と調整のための援助

　㋒　受診希望、受療に対する援助

　㋓　転院、退院、社会復帰の援助

　㋔　地域の医療・福祉機関との連携の強化

　　　　　　　　＊医療ソーシャルワーカー（MSW）

> 　病気やケガが原因となって起こった経済的、社会的、心理的な心配事や不安について相談を受け、問題解決の手伝いをする専門家です。医療ソーシャルワーカーは、MSW（Medical Social Worker）といったり、広い意味でケースワーカーと呼んだりします。医療相談の現場では、医事課の職員がその役割を担っている病院もありますが、最近では多くの病院で専門職として活躍しています。

（3）　看護部門

　看護部門を構成する職種は、保健師、助産師、看護師、准看護師、看護補助者、介護福祉士などが考えられます。病院組織の中の看護部門は、職員数の過半数に及ぶほど多

い人数を擁しています。また患者さんに直接接する時間が長いことから、病院の評価の鍵を握っていると言っても過言ではありません。

病棟や外来をはじめとする各職場に多くの職員が配置されていることから、これらをまとめて機能的な体系を維持するためには、看護部門の指揮命令系統が明確でなければなりません。したがって、通常、部門の責任者（看護部長）は院長から直接指示を受ける立場とされます。

保健師や助産師のような専門的な役割は別として、看護には以下のような2つの機能・役割があります。

　㋐　患者に対する療養上の世話
　㋑　医師の診療の補助*

この2つの役割は、一連の看護業務として行われることから、明確に分けて考えることは困難です。患者には治療と並行して望ましいQOL（Quality of life）が確保される必要があります。療養上の世話とは、このQOLの確保を意味しており、このための援助は看護の大切な役割と考えられます。

《外来と入院の看護》

外来の看護では、診療の補助業務に限らず、患者さんやご家族に対する生活面での指導を行うことも重要とされています。最近では入院期間が短くなったこともあり、入院患者さんの退院後のフォローが大切な業務になりました。そして、外来診察時の面接や相談、指導などの実施により継続的な看護サービスの提供を行います。さらには病院内にとどまらず訪問看護の分野にも活動が広がっています。

一方、入院の看護は24時間継続して行われるものであり、看護部門の勤務体制は交替勤務となります。病院では入院患者数に対する看護師の配置が決められていて、診療報酬点数に影響する仕組みとなっています。また、医療安全や充実した看護ケアのためにマンパワーの確保が課題とされていることから、看護師の配置数を増やしたいとする病院が多くなっています。

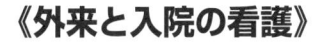

看護業務の流れの中で、看護サービスの内容を一定の水準で確保することが重要なことであり、クリニカルパスを用いた診療計画により、看護の質の確保に向けた取組みが進んでいます。

《観察力を養え》

医療の現場における患者さんは、自分の症状や苦痛をすべて言葉で表現できる人ばかりとは限りません。ちょっとした表情でその人が痛がっているのか、喜んでいるのか、悲しんでいるのか、嫌がっているのかといったことを読み取らなければなりません。

観察力というのは自然に身につくものではありません。普段からいろいろなものに関心を向けて観察力を養うよう心掛けます。よく観察する、そして自分が今何をすべきか、何

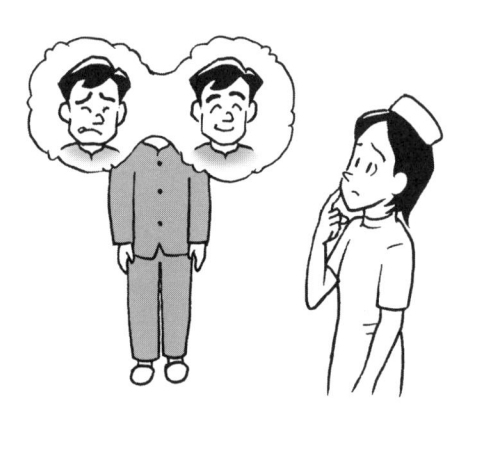

をどう見ればよいかといったことが、自ずと分かってくる。それがプロへの道です。

＊看護業務と医師との関係・診療の補助の意味

> 他の人の仕事の一部を引き受けて行うことを補助といいます。看護師は注射や処置もしますが、注射や処置は診療という医師の仕事であり、看護師はその医師の仕事を手伝うことから「診療の補助」となります。
> 事務などは医師や看護師の仕事の補助とはならず、これを援助する役割と解釈されます。

（4） 事務管理部門

日々の診療活動が停滞することなく円滑に行えるためには、人、物、金、情報が適切に管理されなければなりません。病院事務管理部門の役割として総務課、医事課、診療情報管理課、地域連携課、施設管理課などが円滑に機能することが、病院運営を支えることになります。

事務は一般の事業にも必ず生じる業務であり、病院もその例外ではありません。他の事業と異なる特徴としては、医療が多職種の専門スタッフにより実施されていることにあり、現場の医療行為を理解して事務に当たることが必要とされる点があげられます。病院の事務は、医療法をはじめとする法令や社会保険上の基準、診療報酬請求といった知識を要求されることから、専門的な事務と解釈される一面もあります。

①総務課

総務課は一般的に庶務・人事・経理・用度等の係から成っています。それぞれの担当者を任命して役割を果たしますが、組織が大きくなると独立した課として機能します。特に注意が必要なことは、現場の活動に支障が生じないように、専門職の充足に注意す

るなどの計画的な視野が求められることです。医療活動が機能的に行えるように管理一辺倒の考えではなく、現場優先の配慮が必要です。

　㋐　庶務係

　　電話対応や来客対応、備品管理、資料作成、郵便物の受付・送付などを担当します。業務がスムーズに行えるための環境を整える仕事を担当します。

　㋑　人事係

　　採用計画に基づいて、必要な人員を採用するための活動を行ないます。最近ではハローワークや求人サイトだけでなく、採用イベントに参加するなど手法も多様化しています。また社会保険手続、勤怠管理、給与計算、福利厚生業務や安全衛生管理などが主な仕事です。書類やデータを取り扱うことが多く、派手さはありませんが、どれをとっても従業員が安心して働くために必要なことばかりです。最近では職場での過労死やうつ病の発生が社会問題になっており、メンタルヘルス対策にも注目が集まっています。

　㋒　財務・経理係

　　会計事務、予算・決算事務および財務諸表の作成、資金計画、資金運用に関することなどを担当します。

　㋓　用度係

　　高度な医療を可能にするさまざまな医療機器、薬剤など院内で使用される物品の購入・契約・検収・保管に関することなどを担当します。

②医事課

　医事課の主な業務は受付業務と診療報酬請求業務になります。医事課で行われる事務を総称して「医療事務」と呼びます。医療事務は医師、看護師のような資格職種ではありませんが、医療行為などを迅速かつ正確に保険点数化し、患者の窓口負担金の計算を行ったり、病院収入の大部分である診療報酬明細書（レセプト）を限られた期間内に作成、点検して請求を行います。

　医療制度と保険請求の解釈に精通した専門職が医療事務であり、大切な役割を担っています。また患者サービスの窓口として、診療が円滑に行えるよう手順を整備して、待ち時間や診療の負担を減らすことも医事課の役割です。

③診療情報管理課

　診療情報管理士の業務は診療録をはじめとする患者の記録を集め、点検を行い、診療録＊・診療情報を保管＊し、必要な時にはただちに提供できるように管理することで

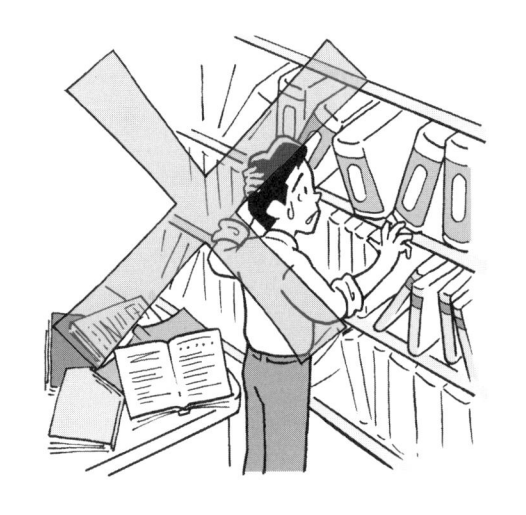

す。

　診療情報管理士の役割は、診療録の貸し出しとＩＣＤ*に基づいた疾病分類（コーディング）*が行われていて、病名や術式、年齢や期間などの患者属性からの検索ができるよう、情報を整理しておくことが中心業務となります。近年では、診療録開示へ向けた記載の統一、記載内容、綴り方の順序、医療行為と記録の整合性など、課題も多くあります。

> **＊診療録と保管**
>
> 　医師法24条では、「医師は、診療をした時は、遅滞なく診療に関する事項を診療録に記載しなければならない」とし、「診療に関するものは、５年間これを保存しなければならない」と書かれています。診療録には法律上の記載と保存の義務があります。

> **＊診療情報の開示**
>
> 　「患者の請求に基づく診療情報の開示」は、各病院の方針として対応が決められています。患者の利益やプライバシーの保護、情報提供の方法などが院内で検討され、公正かつ適正に行われなければなりません。

> **＊ＩＣＤ：国際疾病分類（International Classification of Disease）**
>
> 　病気を分類するコードで、1900年に国際的な統一が図られました。現在、その改訂はＷＨＯ（世界保健機関）が行い、79年に第９回修正国際疾病分類（ＩＣＤ−９）、94年に第10回修正国際疾病分類（ＩＣＤ−10）が作成され、加盟各国はこのいずれかのコードブック（標準コードリスト）を使用しています。

> **＊疾病分類（コーディング）**
>
> 　退院した患者の診療録(サマリー記入済み)はコーディングといわれる作業を行います。コーディングとは、疾病、手術、処置などの医療行為を国際疾病分類表に沿った分類番号に置き換えることをいいます(後の疾病および医療行為の重要な検索キーになります)。

④地域連携課

　地域連携課は、地域の診療所や病院などを中心に病診・病々連携を図り、患者さんが受ける医療サービスの継続性が保てるよう配慮します。近年、地域の中で医療機関の役割分担が進みつつあり、他の医療機関からの患者さんの紹介、逆紹介の窓口として設置されています。

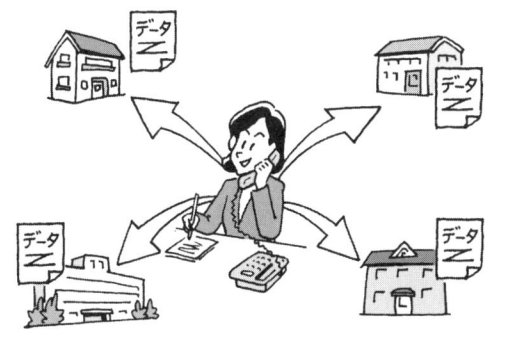

　慢性期の療養については、福祉機関との連携も重要であり円滑な情報交換が必要とされます。

　また、開放病床を設置している病院では、その受付窓口や院内調整も行っています。

⑤施設管理課

　施設課、営繕課などの専門部署を備えている病院がありますが、総務課、用度課などが施設管理を兼務している病院もあります。施設管理業務として管理する範囲は、建物、空調設備、給排水衛生設備、電気設備、防災設備など広範囲にわたります。

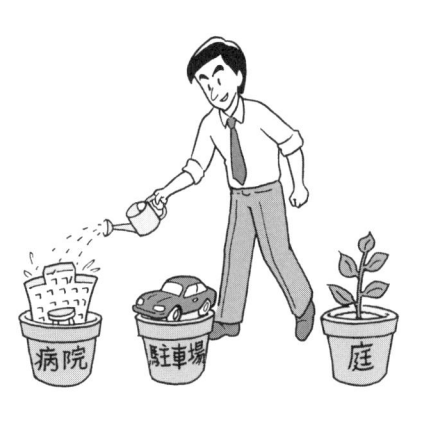

　清潔な管理が行き届いていることや機器のメンテナンスが行われていることのほか、バリアフリー、省エネルギー対策、色彩、採光、デザイン等の快適生活空間を実現する視点も求められます。医療施設では、24時間にわたる適正環境の維持、緊急事態における対応体制が必要とされる点が特徴です。

⑥医師事務作業補助者

　主な業務は、診断書の作成など医師が行う事務作業を補助し代行する事務職です。事務としての業務を行いますが、組織上は診療部の位置付けとなります。医師の指示により診断書・処方箋・紹介状の作成補助、電子カルテの入力代行、診察・検査・手術の予約などを行う職種で、事務でありながら診療部門に配置されることが多い職種です。病院勤務医の負担軽減策の一つとして、平成20年に導入され、医療クラーク、医療秘書、メディカルアシスタントなどさまざまな呼称があります。

●組織と仕事の流れ～各部門の仕事の内容～

第2章

仕事のマナーと接遇の基本

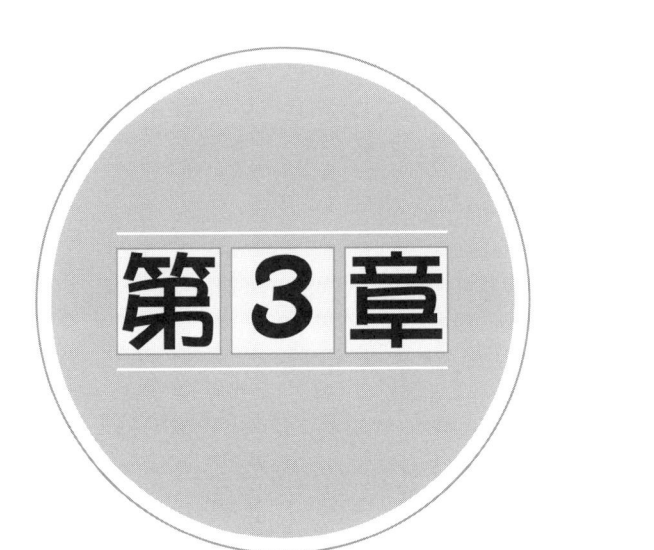

第3章

病院職員としての職場の基本動作

　社会人としてのマナーやエチケットについては、「理解しているつもり」「自分は大丈夫」とか「頭の中で何となく理解している」といった感じが強いのではないでしょうか。ところが、いざという時になかなかできない、身についていないということがあります。なぜかというと、理解していることと実際に行動することは別のことだからです。マナーやエチケットは、日頃から心掛けて行動する、注意して振る舞うといった繰り返すことで習慣として身につきます。今までとは違ったプロとしての対応を身につけるために、次のことに注意して行動してください。

（1）　身だしなみ

　身だしなみは社会人の常識です。だらしない服装や身だしなみをしていれば、性格までだらしなく見られます。「見た目」の第一印象が大切です。本人は意識していなくても、その人の服装や身だしなみは、来院した人に多くのメッセージを発しています。

　直接、会話をする時は当然のこと、患者さんと直接会話をしない場合でも、患者さんの目に触れている以上は、その服装、身だしなみからメッセージを発していることになります。

　「仕事をきちんと正確にしていれば、身だしなみをどうのという必要はない」という人もいます。確かに身だしなみがどうであれ、それが仕事の内容と直接的には関係はありません。「見た目」がだらしなくても、きちんと正確に仕事をすることはできます。しかし、身だしなみが悪ければ、患者さんには「正確にきちんと仕事をしています」というメッセージは伝わりません。

（2）　どんなところに気をつけるか

　職場が病院であることを考え、次のような点に注意します。
◆清潔第一です
　①　清潔感のある髪型を心がけましょう
　②　厚化粧はいけません
　③　ひげは伸びていませんか
　④　爪は短く切って清潔に、色のついたマニキュアもよくありません
　⑤　指輪などのアクセサリーははずします。危険であったり、邪魔になったりします

⑥　服装で襟や袖口は汚れていませんか、ボタンは取れていませんか

⑦　余分なものはポケットに入れないでください

⑧　靴は汚れていませんか

⑨　名札は着用していますか

⑩　よい姿勢、これも身だしなみの一部です

＊出勤時の身だしなみ

出勤時の服装についても、だらしない服装で通勤してはいけません。病院組織の一員であるという自覚を持ち、自宅を出る時から、身なりを整えて気持ちを引き締めて出勤します。

（3）　挨拶

コミュニケーションの善し悪しが人間関係に大きく影響します。そのコミュニケーションのスタートが挨拶です。職場での挨拶は、出勤と退勤を周囲に確認させる大切なコミュニケーションです。

特に新人のうちは、いつでも、どこでも、誰に対しても、自分から明るい声で挨拶することを心がけます。

「おはようございます」「お疲れさまでした」「失礼します」など、場面や状況に応じた挨拶をして、よい意味での自分自身の存在感をアピールすることで、職場のコミュニケーションを図るよう心がけます。

＊挨拶は仕事の一部？

上司や先輩がきちんと「挨拶をしなさい」というと「挨拶も給料の一部ですか」と言う人がいます。それは「仕事でなければ挨拶をしないでいいのか」と言っているのと同じです。そんな理屈は通用しません。挨拶は身だしなみと同じように社会人の常識であり、人と人との最低の礼儀です。

＊注意したい挨拶

・上司より先に退勤する時は「お先に失礼します」ときちんと挨拶する。

・上司が先に退勤するときは「お疲れさまでした」と一言。
「ご苦労さまでした」は上位の者が下位の者をねぎらって言う言葉なので、使わないこと。

・お辞儀には大きく分けて「会釈」「普通礼」「丁寧礼」の３種類があります。状況によって使い分けます。相手を認めましたというサインですから、自分と相手の状況によってお辞儀の仕方も変える必要があります。

●仕事のマナーと接遇の基本

第3章

47

「挨拶の基本」

「あ」温かく、明るく元気にはっきりと

「い」いつでも、どこでも、だれにでも

「さ」先にする、相手より先に挨拶します

「つ」続ける、継続して行うこと

挨拶をされたら明るく応えましょう。挨拶を返すのは礼儀です。

「か」顔を見て

「え」笑顔で

「す」すぐに

（4）　言葉づかい

　「口は災いのもと」と言われるように、コミュニケーションの手段である言葉づかいは、使い方によっては、相手の気分を害し、人間関係を悪くしてしまいます。

　例えば、「○○でいいです」という言葉をよく耳にします。「お茶がいいですか、コーヒーがいいですか」と尋ねたときに「お茶でいいです」と言われれば、「仕方がないからお茶で我慢する」というニュアンスで受け取られます。この場合「お茶をお願いします」と表現すると、違和感のない雰囲気で受け取られます。

　また、「○○君がいないなら、△△君でもいいよ」と言われたらどうでしょうか。「君

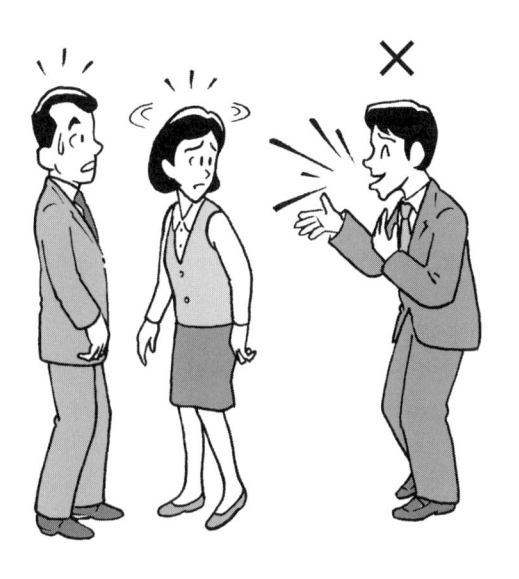

でもいい」などと言われれば、よい気はしません。無意識に出た言葉かもしれませんが、これでは仕事をする気もなくなってしまいますし、信頼感は生まれません。仕事上の言葉づかいには十分な注意が必要です。

　新入職員の皆さんが日頃使い馴れていない言葉に、敬語や丁寧語があります。社会人として敬語や丁寧語を使いこなさなければ一人前といえません。使い馴れていないと、すぐに言葉として出てこないものです。最初は馴れない言い方でも注意して使うようにしていると、自然に自分の言葉として使えるようになります。

《敬語の使い方に馴れよう》

敬語には尊敬語と謙譲語と丁寧語があります。尊敬語とは話し相手や話題にしている人に対して敬意を表わす言葉です。謙譲語とは話し手側を低めて相手に敬意を表わす言葉です。現在、丁寧語とは「です」「ます」のことをいいます。院内では先輩や上司には敬語を使用しますが、患者さんに対しては、院内の者を指す場合にはたとえ院長であっても敬語は使いません。

便利な使い方として

上位の者の行為に対する尊敬語	「〜れる」「〜られる」「なさる」
自分の行為（謙譲語）	「〜させていただく」

をつけると使いやすくなります。

例：通常	尊敬語	謙譲語
言う	言われる、おっしゃる	申す、申しあげる
見る	見られる、ご覧になる	拝見する
聞く	聞かれる、お聞きになる	うかがう、拝聴する、承る
来る	おいでになる、みえる、おこしになる	参る
行く	おいでになる、いらっしゃる	参る、うかがう
食べる	あがる、召しあがる	いただく
いる	いらっしゃる、おいでになる	おる

＊気をつけたい言い回し

ちょっと	→	少々
すみません（依頼）	→	おそれいります
うちの病院	→	当院では・私どもの病院では

《避けたい言葉・会話》

▷ 患者さんとの会話では、専門用語や略語など相手が理解できるかどうか分からない言葉を使わないように注意する。

▷ 流行語、学生用語、ため口は使わない。

▷ 「でもネ」「それでサ」「そうジャン」などの「ネ、サ、ヨ、ジャン」は使わない。

▷ 宗教、政治など個人の信条は話題にしない。

▷ 自慢話、悪口、噂話など不愉快な話題にふれない。

（5） 会話のマナー

話をする時、あるいは聞く場合の雰囲気やマナーも大切です。会話の雰囲気を壊すような人は、話をしたり、聞いたりするときのマナーが身についていないと判断されます。社会人のマナーとして心がけたい事項です。

《会話のマナーのポイント》

◆会話を独占しないこと

相手の立場や考えを無視した自分中心の一方的な話であってはなりません。会話は話のキャッチボールです。独占しないように注意します。

◆聞き上手になること

相手の立場も考えて話すことや相手の気持ち、相手の立場になって聞くという姿勢が大切です。

◆人の話に割り込まない

人の会話に割り込むことも会話のマナーに反します。

◆からかった言葉などを慎む

相手の言葉尻や言い損ないなどを捉えて、なじったり、からかったりすることを「揚げ足を取る」といいます。これも一種のいじめに通じてしまいます。

◆見下した言葉や態度ほど聞き苦しく見苦しいものはない

病院の運営は、病院を利用してくださる方々のおかげで経営ができているのです。どんな人に対してもお陰さまでという謙虚な気持ちを持って、決して見下したような言動のないように注意します。これができないと、職員間はもとより患者さんやご家族との信頼関係は生まれません。

《ちゃんづけで呼ぶ》

友だち同士でおしゃべりをしているような会話、家庭の延長のような会話、あるいは愛称やちゃんづけで呼ぶ会話を聞くことがあります。

職場は仕事をするところであり、友だちとの会話の場ではありません。緊張感を持って業務に当たらないと間違いや事故のもとになります。けじめが大切です。

《お互いに先生と呼ぶ》

職員同士で先生をつけて呼んでいるような場合があります。先生と呼ばれるのは医師や教師、作家などに決まっています。病院では医師以外を先生と呼ぶことはありません。先生と呼ばれると偉くなったように錯覚してしまいます。そうなると不思議に態度も変わってしまうことがあります。注意しましょう。

（6）　喫煙のマナー

　「健康増進法」の25条では、受動喫煙による健康への悪影響を防止する立場から学校、劇場、病院などの多数の人が利用する施設での必要な措置を努力するよう義務づけています。人々の健康を守ることを職業としている医療人には、非喫煙者であってほしいと思います。

　診療の現場で、医師が禁煙をすすめながら、一方で病院職員が喫煙していては説得力に欠けます。もし、あなたに喫煙の習慣があったとしたら、これを機会に是非、禁煙者になっていただきたいと思います。

　また、現在精神病院を含めて、病院施設内を全面禁煙としている病院がほとんどです。

② 接　　遇

　ここでいう接遇とは、医療サービスの提供者である「職員」と病院に訪れる「患者さんやご家族」の間の関係として存在するものです。病院の外来・入院を問わず、患者さんやご家族を消費者として捉えるなら、「よかった」と評価されるようなサービスの提供に努力することが大切になります。なぜなら、もし「よくなかった」という評価であれば、その患者さんやご家族は次の機会には別の病院を選ぶからです。そればかりか、その評価が一人歩きして、「よくない病院」といったイメージとして捉えられてしまうことも考えられます。大きな病院だからとか、治療の内容に自信があるから大丈夫といっても、患者さんに選んでいただかなければ、どんなによい技術があろうとも医療を行うことができないのです。このような意味で、すべての職種が接遇の基本的なマナーを身につけることが求められます。

　一般的に医療サービスには２つの側面があります。１つは医療施設、医療機器、医療技術といった医療そのものが持つ診療機能としてのサービスです。そしてもう１つは、個人の主観や判断による情緒面のサービスです。一方だけのサービスが優れていても病院のサービスとしては物足りない印象を受けるはずです。両方のサービスがお互いに組み合わされて初

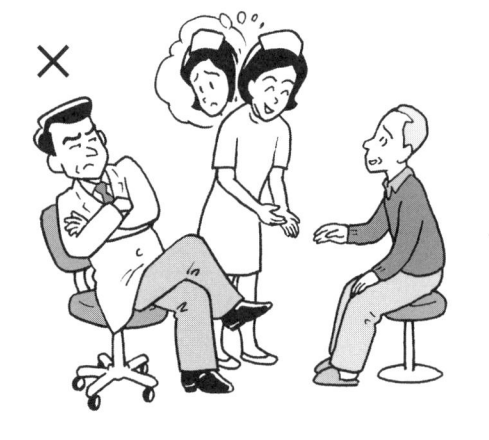

めて、よいサービスの病院と評価されることになります。

　医療機関はどうしても前者の治療にかかる部分のサービスに重点を置きがちです。なかには接遇の意識など眼中にない人がいるかもしれません。しかし、一部の職員の接遇がよくてもどこか悪い部署があれば、病院全体が悪いほうのイメージとして評価されてしまいます。病院で定めた基準を職員全体が守ってこそ、接遇の成果が期待できるのです。

（1）　患者さんを呼ぶ呼称「○○さま」と「○○さん」

　医療をサービス業として患者さんを大切にしたいという考えから、患者さんを「○○さま」と呼ぶ病院があります。どう呼べばよいかはその病院のルールに従うことになります、大切なことは「○○さま」に続く、患者さん個人への気配りではないかと思います。

　「○○さん」であっても名前を呼んだあとの対応や気配りが感じられるほうが患者さんに好感を持たれます。患者さんの立場で考えると「○○さん」でも「○○さま」でもどちらでもよいと思われます。要は、清潔で明るく、分かりやすく、親切に接してもらえることを望んでいるのであり、"思いやり"の気持ちを忘れずに、患者さんの目線で接することが大切であるということです。

◆「○○さん」と「○○さま」を使い分ける例

　広く呼びかける場合（待合全体、マイクを利用して）は「○○さま」を使い、対面したときは「○○さん」を使います。

　小児、知人、初対面など、そのときの場面に合わせて使い分けましょう。

《目線を同じにして話をする》

　病院では障害を持った方と接する機会が多くなります。ベッドや車椅子を利用している方と接する場合、人は誰でも上から見下ろすような格好になると威圧感を感じてしまうものです。

　話をするときには腰を曲げるなり、座るなりして、できるだけ目線を同じにして接するように心がけます。そして、相手の目を見て話をします。
喋ることができなくても表情があります
目は心の鏡です。目の動きや表情などから相手の気持ちを理解し、小さなことも見逃さない観察力が要求されます。

　私たちはいつも誰かに見られているということを理解することも忘れてはいけ

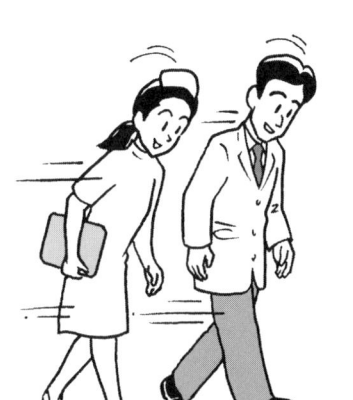
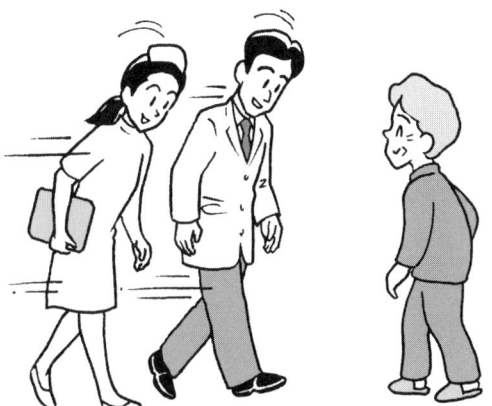

ません。勤務態度を見て病院そのものが評価されています。見られているから正せということではなく、いつ誰に見られていても恥ずかしくないような態度に注意してほしいと思います。

　背筋は伸ばす。肘をついて仕事をしたり、頬杖をついて考えごとをしたりしない。廊下はダラダラ歩かない。ポケットへ手を突っ込んで歩かないなど、些細なことにも十分注意します。

（2）　窓口の接遇

　病院に訪れる患者さんやご家族とのコミュニケーションは、一般の人とのコミュニケーションとは少し異なります。不安要素を抱えていることから、言葉を否定的にとったり、過敏にとったりすることがあります。患者さんやそのご家族と接する時は、そのような心理的な状況を理解して対応します。

《基本的なこと》

◆命令調は使わない

　診察の申し込み用紙に記載していただく場合など、「診察申し込み用紙に記載してください」と命令調で言うと、記載を強いられたように感じます。しかし「診察申し込み用紙に記載していただけますか」と依頼調で言うと、やわらかく受け入れやすい言葉になります。

◆あいまいな表現はしない

　窓口での曖昧な表現は禁物です。「‥‥のはずです」「‥‥と思いますが」といった言葉は、患者さんに対して不安感を与え、おろそかな対応をしたと思われます。曖昧な表現はしないで、正しい情報を伝えるようにします。

◆否定的な言い方をしない

　会話の中でどうしても不可能なことが出てきた場合に「できません」「分かりません」と回答されると、そこで会話が止まってしまいます。「調べますので時間を頂戴できますか」などの会話で対応し、解決方法を患者さんの立場で考えてみることが大切です。

（3）　患者窓口の接遇

　病院には患者さんと接する窓口が多くあります。総合案内、初診・再診の受付、検査受付、投薬窓口、病棟の窓口など、対応する職員は事務員や技師、看護師などさまざまです。いずれの窓口でも共通していることは、患者さんと対面で応対することであり、基本的な接遇の心得が必要となります。相手に与える印象により、病院のイメージが植えつけられることから、窓口の接遇には注意が必要です。

《プロとしての配慮》

◆患者さんは病院のルールを知らない

　病院での受付方法などは病院によって異なります。病院独自のルールがあり、初めて来院する患者さんには戸惑うことが多くあります。

　「患者さんは病院のルールを知らない」ことを念頭において対応することに心がけます。

◆受診科の選択

　職員にとっては当たり前のように思われる診療科の選択も、患者さんには分かりにくいものです。特に初診の場合は受診科を確認し、選択が正しいか、記載に誤りがないかに注意します。

◆交通事故などの自由診療の注意

　交通事故などの第三者による傷害については健康保険が使えません。受診申し込み時に確認して正しい保険の種別で対応する必要があります。このようなケースでは患者さん自身の被害者意識が強く、また感情的になっている場合が多々あります。受付では患者さんの話をよく聞き、病院の立場は治療することであり、その支払いについては、当事者同士で話し合っていただく旨をはっきりと伝えるようにしなければなりません（ケースによっては病院と保険会社の間で清算する場合もあります）。

◆保険診療とならないケース

① 　第三者による行為傷害（交通事故・けんか）

② 　妊娠・出産（正常分娩）

③ 　仕事中のケガ（労働者災害補償保険が適用されます）

④ 　健康診断・予防注射　等

《会計での注意》

①預かる現金は明確に

　会計の窓口で現金を取り扱うときにまず確認しなければならないことは、預かった現金がいくらあるかということです。口頭で預かり金額を伝え、確認をします。会計が終了した時は「お大事に」「お気をつけてお帰りください」という一言を添えるのも接遇です。

②分かりにくい診療の費用

　患者さんは医療費の金額を窓口にきて初めて知ります。保険点数という複雑な仕組みが医療費を分かりにくくしています。「診察料」「検査料」などといった明細の内容について、患者さんからの問い

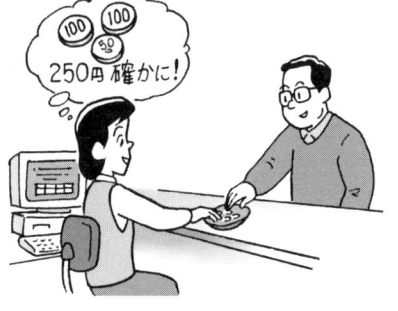

合わせがあった場合は、理解していただけるように説明できる知識が求められます。

③おつり銭の札は向きを揃えて渡す

窓口で清算をする際、つり銭の授受があります。預かり金額を伝えたあとにつり銭を渡しますが、お札の現金がある場合には表向きにして、患者さんが確認しやすいようにします。

（4） 患者さんの立場に立った対応のポイント

①受付職員の接客態度が病院のイメージを決める

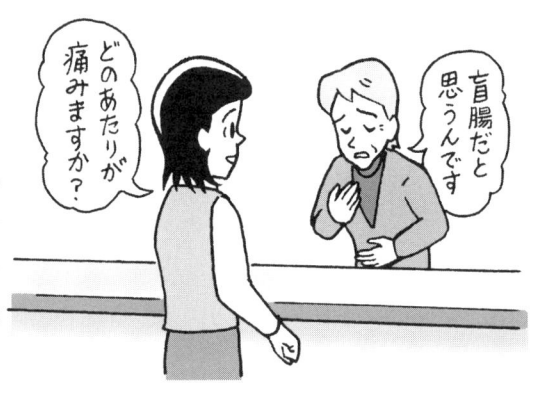

患者さんやご家族が最初に病院にきて立ち寄る場所が受付窓口になります。ここでの第一印象が非常に大切です。その病院のイメージがここで決まるといっても過言ではありません。病院を代表して患者さんを迎え入れているという意識が必要です。

②分かりやすく話す

会話は分かりやすいことが基本です。あいまいな表現やまわりくどい表現はかえって話を分かりにくくしてしまいます。特に患者さんの話を聞く場合は、話の内容を整理して聞くことに注意します。

③優しく話す

病院は基本的には静寂な場所です。こうした環境を意識した会話に心がけるようにします。優しい口調で、分かりやすく話すことが大切です。物腰の柔かさも接遇のポイントです。

④うなずき

うなずきは患者さんの会話を促進させる作用があります。長い話を聞く場合は時折うなずいて話を聞きます。

※会話時に決して腕組みをしてはいけません。

⑤相手の目を見て応対する

「人と話をする時は相手の目を見て話しましょう」という基本的な会話のエチケットがあります。患者さんから話し掛けられたら、忙しくても手をとめて、相手の目を見ながら話します。

⑥会話の始まりは挨拶から

受付で患者さんと接する時はまず挨拶をします。1日中が出会いの繰り返しですからだんだんと面倒になるかもしれません。それでも、相手にとっては初めての訪問です。

「どうなさいました」という問いかけではなく、「おはようございます」といった挨拶で迎えます。

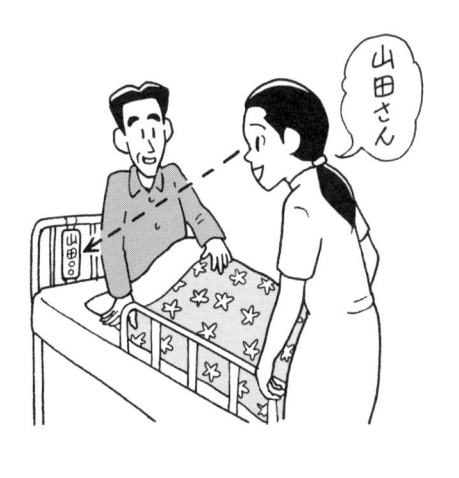

⑦患者さんの名前を間違えない

患者さんの名前を間違えないように常に注意します。医療の現場では医療事故に繋がるなど大きな問題になることがあります。また、間違えることそのものが失礼なことです。

⑧高齢者に対する会話

高齢者に対して会話をする時、大きな声でしかも幼児語を使うことがあります。親しみを込めて使ったとしても、人生の先輩に対して大変失礼な言葉づかいとなります。普通の言葉づかいで話します。

⑨相手のペースに合わせた対応を

高齢者やハンディキャップを持った人と接する機会が多くなります。こうした方は普通の人と比較して行動がスローペースになります。イライラしないで、患者さんのペースに合わせた対応に心がけます。

⑩謙虚な気持ちを忘れずに

患者に対していたわりの気持ちで接することは当然のことです。この気持ちを勘違いして「親切にしてあげている」という思いにならないことです。恩着せがましく高慢な態度にならないように、いつまでも謙虚な気持ちを忘れてはいけません。

⑪プロとして基本的な知識を身につける

直接患者さんと会話をする職員は、病院のことについての基本的な知識を身につけている必要があります。病院の診療時間や担当医師、各科の場所や保険知識など、患者さんからの質問に回答できる知識を身につけるよう努力します。

⑫間違いをした場合は、まず謝罪する

「医療事故を起こした場合、自分に非があっても詫びてはいけない」という話がありますが、これはとんでもない間違いです。間違いで迷惑を掛けた場合は、そのことについて謝るのは当然のことです。間違いを起こさないよう細心の注意をすることはもちろんですが、それでも間違いが起きてしまった時は、迅速かつ誠意をもって対応します。

例えば、会計時にいつもより金額が高

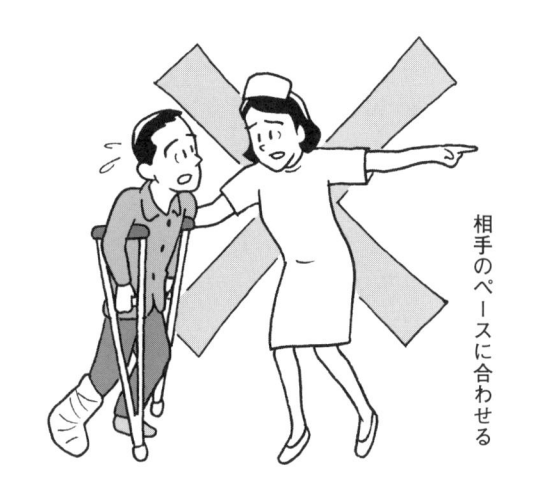

相手のペースに合わせる

いので不審に思って患者さんが尋ねたとします。調べてみるとコンピュータの入力間違いで会計が違っていたことが判明しました。このような時は、間違いであったことをまず謝罪して、正しい料金に清算することになります。貴重な時間と迷惑を掛けたことへの謝罪が必要です。あとの「クレームへの対応」の項にも述べますが、クレームへの対応は患者さんと病院の絆を強める機会でもあります。

（5） 看護場面の接遇

　病院の看護師は病院運営の都合により各部署に配属されることになります。この配属の名称や管轄は病院の規模によって異なりますが、外来、病棟、透析室、手術室、処置室、さらには内視鏡室や訪問看護などさまざまな部署になります。それぞれの部署により接する患者さんの特徴も異なることから、看護ケアの内容も異なることになります。看護師の接遇は患者さんの特徴に合わせたＴＰＯに注意します。

◆ＴＰＯ
Ｔ…Time→時
Ｐ…Place→場所
Ｏ…Occasion→状況

（6） 外来での注意

①基本は挨拶から
　外来は患者さんと接する機会が多い部署です。子供から高齢者まで年齢の幅もあり、症状もまちまちです。しかし、接遇の基本は「挨拶から始める」ことです。
　「おはようございます」「こんにちは」などの言葉を柔かい雰囲気で看護師側から先に声をかけます。
　外来の診察などで、待ち時間があった時は、「お待たせしました」の言葉も忘れずにつけます。

受付は病院の顔。明るく、おはようございます

②気配りを忘れずに
　忙しいからといってあわただしい態度をとらないように注意します。話す時は「○○さんですね、今日はどうなさいましたか」というように最初に○○さんと、名前をつけて呼ぶと親近感のある印象を与えます。また、体温計などを渡す場合は、片手ではなく両手で渡すことが基本です。

③第一印象が大切です

　患者さんにとって最初に接する看護師さんの第一印象は、看護師への親しみやすさや病院全体の評価に対して大きな影響を与えます。その病院の看護の基本的な姿勢を示す意味でも大切であり、第一印象に注意したいものです。

㋐　顔の表情

　顔の表情は柔らかな笑顔で対応します。患者さんの症状によっては微笑まないほうがよい時もあります

㋑　ことば

　尊敬語、丁寧語、謙譲語を使い分けます。話のペースは患者さんのペースに合わせます。声の調子は態度を示すことにも繋がることに注意します

㋒　視線

　じろじろと相手を見てはいけません。アイコンタクトは1秒以下で。目線はなるべく相手の目の高さに置きます

㋓　対人距離

　患者との距離のとり方に注意します。一般の会話では0.5〜1.0メートルの距離が適当です

・親密ゾーン　　　　50センチメートル以内
・対人的ゾーン　　　50センチメートル〜1メートル
・社会的ゾーン　　　1〜3メートル
・公的ゾーン　　　　3メートル以上

㋔　タッチング

　相手に直接自分の存在を表す場合に、肩をたたいたり、手を握ったりします。ただし、いきなり触れると嫌悪感をあたえることがあります

④心構え

　接遇における基本的な心構えの6つのポイント。

㋐　誠意：相手の感情を刺激しないように誠意をもって対応します

㋑　親切：気配りと心づかいをもって

㋒　正確：間違いのないように、必要なことはメモを取る

㋓　迅速：患者さんを待たせないようスマートな業務を

㋔　機転：突然の変化や緊急時には機敏な対応を

　表情や態度についても言葉づかいと同じように注意が必要です。以心伝心といった諺があるように、人間関係というのは鏡のようなものです。笑顔で接すれば相手も笑顔を返しますし、嫌な態度をとれば相手も嫌だと感じて対応します。

　生意気な態度や見下すような態度では信頼関係は生まれません。相手の立場を考えて、相手の自尊心を傷つけないような謙虚な態度を心がけたいものです。

電話のかけ方・受け方

第4章

電話の応対

電話の応対は難しい要素を持っています。相手が見えないため年齢や表情が分からないことがその原因です。患者さんなのか業者なのか、または医療関係者なのか、立場もさまざまです。病院によっては電話のコール音が、内線と外線の区別もできないこともあります。

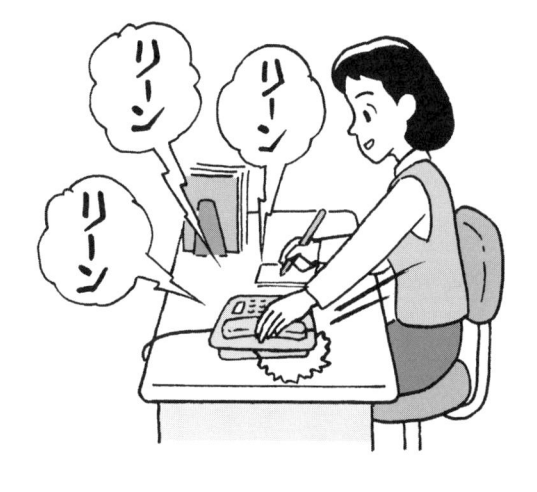

しかし、電話をかけてくる相手は、こちらが新人なのかベテランなのかは分かりません。どのような場合でも失礼のないように対応できなければなりません。そして親しみを込めた応対で、分かりやすく迅速に応対することが必要とされます。

電話は目で確認できない言葉と耳だけでやりとりするコミュニケーションですから、十分な気づかいが必要です。

（1） 基本的な電話のルール

《かけるルール》

電話をかける際の基本的なポイントは3点です。
① 明るく、丁寧に、
② 正確に、はっきりとした発音で、
③ 簡潔、迅速に
これらのことを守って電話をかけます。

電話をかける前に、要件や話の順序を確認し、必要な資料を手元に用意しておきます。また、聞き間違いの起こりやすい言葉や数字は、言い換えたり繰り返すといった配慮も必要です。

例：1（いち）と7（しち）、4日と8日、医師と技師、院長と医長など。

> ※　立場によっては、相手の都合を考えて、「ただ今の時間、よろしいですか」と最初に聞くことも忘れないこと。

《受けるルール》

① できるだけ素早く出る

電話のベルは3回まで、4回以上鳴ってから取る時は「お待たせしました」の一言を添える。

② 「もしもし」は不要

第一声は、「はい、○○病院○○課（○○病棟）の○○です」と答える。「もしもし」とは言わない。

③ 相手を確認する

相手が名乗らない場合「失礼ですが、どちら様（どなた）ですか」と相手を確認する。

④ メモは正確に

要件を聞く場合はメモを取りながら応答する。人名、日時、用件など正確に。聞き違えや聞き漏れがないように、メモした内容は必ず復唱する。特にアルファベットや数字には注意が必要。

⑤ 長く待たせない

急用ができたり、資料を調べる必要がある場合などには、受話器を保留にしたまま相手を長く待たせない。「申し訳ありません、こちらから折り返しお電話いたします」とかけ直す旨を伝える。

◆こんな時はどうする

① 相手の話が聞き取りにくい時

「恐れ入りますが、お電話が遠いようですので、もう一度おっしゃっていただけますか」と丁寧に聞き返す。

② 電話が途中で切れてしまったら

原則として、かけたほうからかけ直すのがマナー。たとえこちらのミスでなくても、電話が通じたら「さきほどは失礼しました」とお詫びの言葉を述べる。

③ 自分で処理できない内容だと分かった時

「恐れ入りますが、上司（あるいは担当の責任者）と代わりますので」と断って取り継ぐ、その場合は経過を手短に伝える。

◆電話の取り次ぎ方

① 誰から誰への要件であるかを確認する

② 「ただいま○○と代わります。少々お待ちください」と丁寧に断ってから素早く名指し人に代わる

③ 取次ぎに時間がかかるような場合には、このまま待つか、こちらからかけ直すかを相手に決めてもらう。こちらからかけ直す場合には、相手の名前と連絡先を確認する

◆不在時の対応

① 席を外している…「あいにく○○は席を外しています」

② 外出（出張）している…「あいにく○○は外出しております」「よろしければご用
件を承りますが…」

③ 休んでいる…「あいにく○○は休みをいただいております」

◆伝言を聞いた時は

① 相手の氏名、電話番号、用件を復唱して、自分の名前を伝える

② 取次ぎ電話のメモの残し方→重要な用件については、処理されているかどうかを
最後まで責任を持って確認する

◆電話を切る時は

① 「失礼します」などの簡単な挨拶をしてから受話器を置く。乱暴な置き方をしない
でフックを静かに降ろす

② 普通は電話をかけたほうから切るが、目上の人に対しては先方が切るのを確認し
てから受話器を置く

◆内線電話の対応

内線電話と外線電話の利用方法は基本的には同じです。相手が仲のよい同僚の場合で
も、仕事上の会話の基本を守るのがルールです。よそよそしい会話をする必要はありま
せんが、業務上の連絡として会話のポイントをしっかりと押さえることに注意します。

（電話をかける時）

① 職場名と名前は、内線であっても
必ず述べる

② 相手の業務の都合が分かっている
時は、電話のタイミングを図る

③ 電話が長くなるような時は、「今
よろしいですか」と最初に了解を得
る

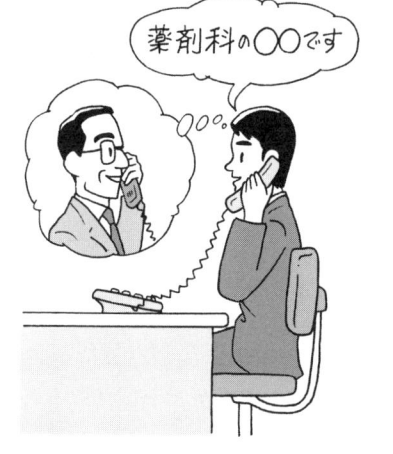

（電話を受ける時）

① 職場名と名前を最初に言う

② 相手が不明の場合は、「どなたで
しょうか」と必ず確認する。最初に名乗らないほうがルール違反であり、聞いた相
手が例え院長であっても失礼には当たらない

③ 親しい間柄であっても、なれなれしい言葉づかいや私事の会話はしない

（2）　電話の種類

業務で取り扱う電話には、いろいろな種類があります。かける側としての注意が必要

な場合もあるので、その特性を理解しておく必要があります。

◆　代表電話

　交換手や事務員が最初に出ます。まず自分が名乗ってから、取り次いでほしい相手の所属と名前を言って待ちます。内線番号が分かっている場合は、事前に確認してから電話します。取次ぎ先が分からない場合は、「○○○のことについて、担当の方（部署）をお願いします」と言って取り次いでもらいます。

◆　ダイヤルイン

　個々の部署や担当者の番号で、代表を通さないで直接かかる電話です。目的の相手が直接出るとは限りませんから、名乗ったあとは、「○○さんですか」などと、必ず確認する必要があります。

◆　院内ＰＨＳ、モバイルスマホ

　相手に直接繋がることから、直接話をする目的では便利ですが、相手の事情が分からないことに配慮して、「今、お電話よろしいでしょうか？」の一言を忘れないようにする。

（3）　ＦＡＸ・メールの取扱い

　職場での通信の手段として、ＦＡＸやＥ−mailを利用した情報のやり取りが拡大し、欠かすことのできないものとなっています。これらは便利な反面、取扱いが軽率であると取り返しのつかない間違いを起こしたり失礼な応対に繋がることがあります。便利であるからこそ、利用の仕方についての基本的なルールを守ることが大切です。

《ＦＡＸのマナー》

　ＦＡＸを利用する時は次のことに注意します。

① 　差出人の所属と氏名、受取人の所属と氏名を確認して記載する
② 　送信枚数を必ず記載する
③ 　大量の枚数を送信する場合は、事前に了解を得る
④ 　鮮明度（文字の大きさや濃さ）に注意する
⑤ 　重要な書類については受領済みの確認をとる
※ＦＡＸは送信先の相手が直接受け取るとは限りません。内容によっては郵便のほうが適切と思われるものはＦＡＸには向きません。

《メールのマナー》

　院内ＬＡＮの活用による職場間の連絡や、院外との通信、情報交換にメールの利用が頻繁に行われる時代になりました。手軽で通信費も安く便利な手段であることから有効に利用することはよいと思いますが、下記のとおりメールの特性をよく理解しておくことが必要です。

① 宛先（address）

　アドレスのドット1つでも間違えると、相手に届きません。相手の宛先は一字一句正確に入力します。

② 主題（Subject）

　受信者が多くのメールから検索したり区別したりする時に利用するものです。適切な題名をつけて、要件を分かるように表示します。

③ 本文

　差出人のアドレス名だけでは誰なのか分からない可能性があります。名乗ってから書き始めます。簡単な挨拶は必要ですが、手紙のように時候の挨拶は必要ありません。

　要件は相手が読みやすい文章で簡素に書きます。またメールの本文では長い文章は書きません。せいぜいA4サイズ1枚程度が限度でしょう。それ以上の内容のものや資料は、添付ファイルにして送信します。

④ 署名（Signature）

　誰が出したメールかを確認させるために、メールの最後には所属・名前を記載したサインを入れます。ソフトによっては自動的に入るようにセットできます。

⑤ ファイル添付の注意

　画像や、音、文書や表計算などのファイルは、メールに添付して送信することができますが、相手側のパソコンに、ファイルを開くことのできるソフトがインストールされていなければ利用することができません。特にWindowsとMacintoshの間では互換性がないものがあり、同じWindowsでもバージョンが異なると開かないことがあります。相手が使用している機種やバージョンを確認して利用することが必要になります。

⑥ メッセージの容量

　容量の重すぎるメールは、相手の端末の負担になったり送信できなくなったりします。重いメールはできるだけ分割や圧縮して送るなどの工夫をします。

⑦ 過信は禁物

　メールは速くて確実に連絡がとれるものと過信しがちですが、送信経路のトラブルでメールが行方不明になる可能性もあります。また、送信したメールを相手がすぐにチェックするとは限りません。急ぎの用件や重要な事項については、電話で送信の確認を取ることを習慣づけてください。

⑧ 返事は速やかに

　差出人は相手がメールを読んだかどうかの確認はできません。質問や依頼についてはもちろんのこと、書類の送信を受けた時などは、速やかに受取りの返信を出すことがルールです。

仕事のルール

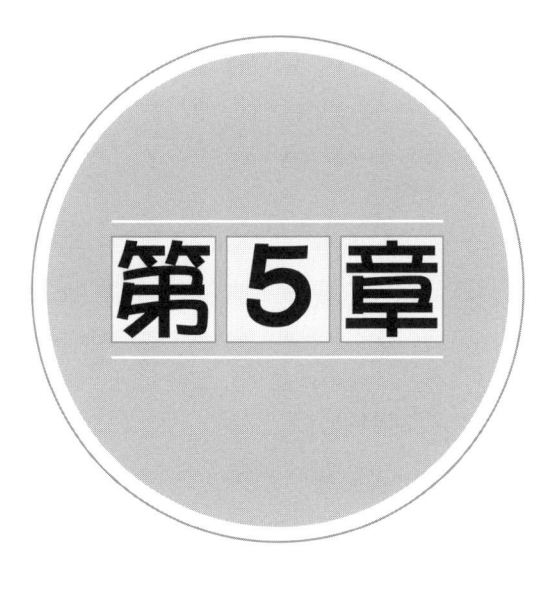

第5章

仕事の進め方

（1） 仕事の前に

1日の始まりは、ゆとりのあるスタートを心がけます。

少なくとも始業10分前には持ち場にいるようにしたいものです。その日の予定や段どりを確認し、いつでも仕事にかかれる体制を整える。そうすることで効率的に仕事ができるようになります。スタートの早い者と遅い者では、だんだんと仕事に差がついてくることも事実です。

また、仕事が始まるまでには職場環境の点検をします。職場は整理整頓され、ほこりや汚れはないか。ゴミは片づけられているか。換気や室温の調整はしてあるかなど、仕事にとりかかる前に点検しなければならないことがあります。環境の善し悪しは職場の印象、仕事の能率に影響します。

（2） 仕事の終わりに

終業時間になったら待ってましたとばかりに、さっさと帰ってしまうようなことでもダメです。

仕事の終わりには、

① その日の仕事について問題点はなかったかなどを反省する

② 翌日の仕事の予定を確認して優先順位をつけるなど、次の日に備える

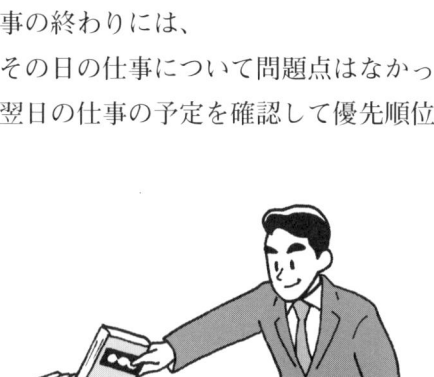

③ 周りへの協力。周りの人たちがまだ仕事をしているようであれば、必要に応じて手伝う

④ 机の上やその周りを片づける。必ず整理・整頓するという習慣をつける

⑤ 挨拶を忘れないこと。仕事の終了報告に合わせて、「お先に失礼いたします」と挨拶をして退出する

《仕事の受け方と報告》

　仕事は上司から指示・命令を受けることから始まります。これが、仕事のスタートになります。

　指示・命令があったら、ほかの仕事をしている時でも、「今、忙しいから後にしてください」などということはいけません。忙しくても、まずこの命令を受けることが優先します。上司の指示・命令を受けることを受命といいます。そして、受命の際に呼ばれて「何ですか」と聞くようでは組織人としては失格です。呼ばれたら、「ハイ」と返事をして、指示・命令を聞きながら要点をメモするようにします。

　記憶でなくて記録によって仕事をする習慣を身につけることが大切です。指示・命令は、途中で口をはさまず、最後まで一通り聞いて、全体を理解する。そのうえで疑問点があれば質問する。

　そして聞き違いや解釈の間違いがないか確認しなければいけません。この場合、メモを見ながら復唱して確認することも忘れないでください。

　また、指示・命令を受けて仕事をして、そのまま報告しないのは、仕事をしたことにはなりません。組織の中でする仕事は、結果報告があって、初めて仕事がすんだということになります。

※メモ帳は常時携帯しておくよう心がけましょう。

（3）　ほう・れん・そう

　「ほう・れん・そう」とは「報告・連絡・相談」のことです。

　組織におけるコミュニケーションの基本は「ほう・れん・そう」だといわれています。

①報　　告
報告は組織人の義務である

　上司との人間関係をよくして信頼を得るためにも的確に報告する必要があります。現状の進み具合を口頭や文書でこまめに報告します。

※報告しないと、どうなるか？

　多くの場合、上司はだんだんと無関心になっていきます。そして無関心の延長には、誤解と反感が待ち受けています。

　報告の仕方も大切です。報告の仕方の基本は簡潔に報告することです。まず、結論から報告します。**結論→理由→経過**の順番で報告します。自分の意見をつけ加える時は一番最後に「これは私の意見ですが…」と断って述べるようにします。

　そして報告は正確に、速やかに行います。特に長引く案件では中間報告をし、問題を大きくしたり解決が遅れたりということにならないように、特に、悪い報告、嫌な報告

ほど積極的に早く行うように注意しましょう。

②連　　絡

　連絡は関係者や関係部署などに、正確かつ速やかに伝達することです。
組織で仕事をする場合、上司だけでなく他部署への連絡が必要です。これが十分に機能
しないと組織全体の連携がうまくいかず、効率的な運営ができないことになります。

　特に、職場では「連絡事項」が非常に多いものです。新人のうちは、仕事の役割とし
ては半人前の扱いであっても、業務連絡だけは一人前扱いされます。「伝えておいてく
ださい」と言われたら、忘れずに伝えることに注意します。

③相　　談

　仕事を進めるうえで判断に迷った時、先輩や上司に相談しながら進めることが必要に
なります。生半可な知識や技術で自分勝手な行動をすれば取り返しのつかないことに繋
がります。

　相談は、「自分はこうしたいと思いますが…」「こういう方法が適当だと思いますがい
かがでしょうか」というように自分の考えや意見を持って相談します。

（4）　業務を行う際の５Ｗ１Ｈ＆ＭＭ

　業務を行う時のポイントは、５Ｗ１Ｈ＆ＭＭで確認しよう。

When	いつ（仕事の時間、優先順位、期限）
Where	どこで（仕事の場所）
Who	だれが（１人か、チームか）
What	何を（仕事の内容と対象）
Why	なぜ（仕事の方針、目的、理由）
How	どのような方法で（方法、手段、手順）
Many／Much	数量

（5）　仕事の進め方

　人が無意識のうちに繰り返し行っている思考と行動、この流れを仕事の管理上の道具
として用いることができます。

　①目的を持つ　⇒　②計画する　⇒　③実施する　⇒　④結果を検討する　⇒　⑤再
度計画する

　といった流れを管理のプロセスとして捉えます。日常の業務をこの流れで考えると、
仕事の進め方が理解しやすくなります。

図表6　管理のサークル（PDCAサークル）

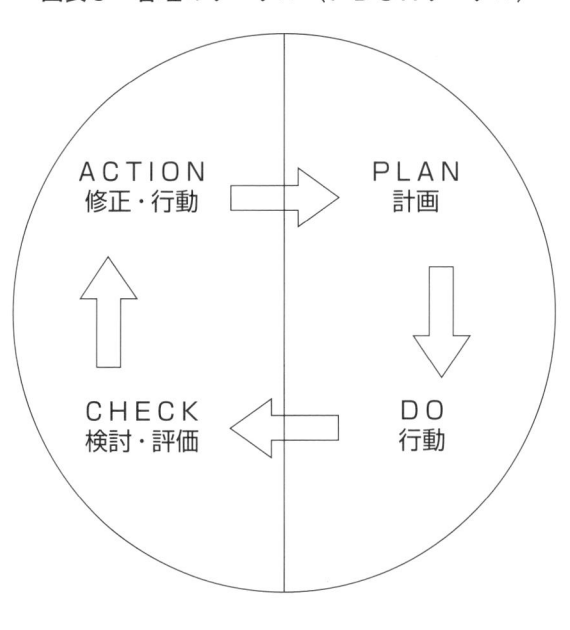

◆デミング・サークル（管理のサークル、図表6参照）
① PLAN（計画）
② DO（実行）
③ CHECK（検討・評価）
④ ACTION（修正・行動)

（6）　原価意識

　病院が提供する医療サービスは、診療報酬による保険点数として請求金額が定められています。診療や検査、投薬などの内容や入院管理料など病院の施設基準による点数も関係して、算定の仕組みは複雑です。医療サービスの中には、患者に投与した医薬品や医療材料（一部）のように保険点数としてそのまま請求できるものがあります。しかし、一般消耗品、施設の管理費などの費用は診療報酬として請求できる仕組みはありません。

　したがってできる限りムダをなくすことが健全運営の基本となります。「100円の収入を得るのに120円の費用を掛けていては病院経営は成り立たない」と言い換えれば理解していただけると思います。

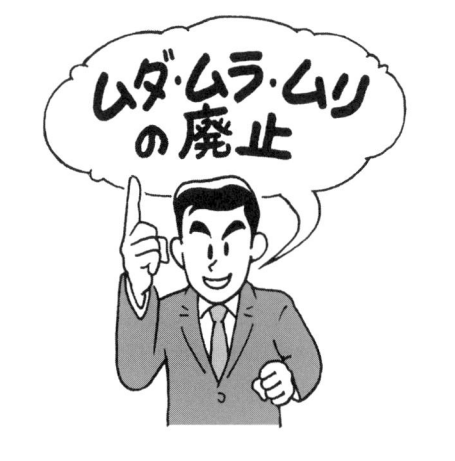

医療という性格上、日々の診療の中では収入以上に費用を要するケースもあります。そのようなケースでは、経営上の採算にこだわらずに、医療そのものに求められる役目が優先することになります。このような問題は、制度上の問題として仕組み自体を変えていくことが必要と思われますが、採算が合わないことは行わないという考えではなく、大切なことは、ムダをなくして職員全員が原価意識を持って勤務するということです。

①時間のムダ

ムダな時間を費やすことのないように注意します。業務分担や手順、事前の打ち合わせなどを理解して勤務します。1日30分のムダが16人分重なると1人分のムダに繋がります。

②物のムダ

コピー用紙、ボールペン、薬品、材料など、仕事は物を消費しながら動いています。物を大切にすること、節約することは日常業務のルールであることを理解します。

③ CO_2 削減、暖房、換気、水道などのムダ

考え方は一般家庭と全く同じです。最近では環境保全の立場からもエネルギーのムダ使いが注意されています。電灯一つにも注意することが必要です。

※　原価の中で一番大きな部分を占めるのが人件費です。あなた自身がムダといわれないように効率のよい仕事に心掛けましょう。

（7）　仕事の工夫

前向きな姿勢を持って仕事に取り組むことができるかできないかは、職場の業務に大きな違いを生じさせます。積極的な姿勢で仕事ができること自体が、職場の活性化に繋がり、ささいなヒントが日々の業務のプロセスを見直すことに繋がります。

「私は上司に言われたことをしているだけです」「私の直接の仕事には関係ないことです」といった内容の言葉を耳にすることがあります。このような回答が帰ってくるような仕事であれば、何もプロとしての専門職でなくてもよいことになります。

プロとしての職員である以上、常に問題意識を持って積極的に取り組むべきです。「こうすればよくなる」「うまくいかないポイントはここではないだろうか」などの考えは、機会があるごとに積極的に提案します。

＊業務改善活動

病院には提案制度を設けて、職員から自由に提案を受けている例もあります。また、院内業務の改善活動を委員会活動として行う例もあります。いずれも業務の効率化や患者サービスの視点に立ち、自主的に業務改善を進めていこうとするものです。

自己啓発でステップアップ

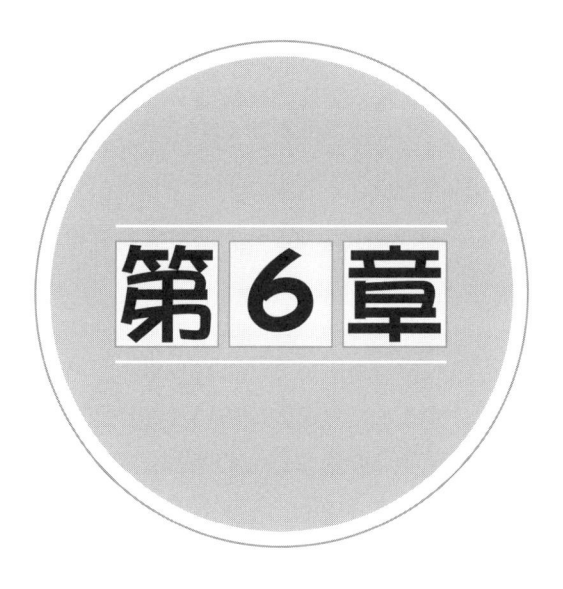

第6章

1

医療人としての自己啓発

　医療界は日進月歩で新しい薬品や治療方法、さらには考え方までもが進んでいる分野です。いままで学んできたことをベースに、新しい知識や技術を習得していく必要があり、自己啓発は医療人としての義務であると言っても過言ではありません。

　例え、専門教育を受けて卒業してきたとしても、現場での実践は「学ぶ」ことから始まります。院内教育・研修の実施により、自己啓発の手伝いが行われますが、社会人は「自己啓発」が基本です。

《自己啓発》

　病院における職員の能力開発と向上の取組みは、いわゆるOJT*、OFF・JT*といった教育訓練が中心的なものですが、「自己啓発」も人材育成の方策の1つと考えられています。

　自己啓発とは、自分の潜在的な能力を自分で引き出し、伸ばすことです。そして現在就いている仕事に必要なもの、自分を磨くために行うもの、キャリアアップを図るためのもの、将来の目標のためにするものなど、いろいろな目的があります。最近では、病院職員も自らのキャリアや職業能力に対する関心が強くなっており、その資質を向上させようというニーズが高まっています。個人の意思で積極的に能力開発と向上に取り組む傾向が増している時代といえます。

　病院が求める職員像として、高度な専門能力のほかに創造力あるいは問題解決力などといった能力を備えた人材が期待されています。このような人材の育成は、院内の教育訓練だけでは必ずしも捉えきれないものであり、むしろ個人の資質に依存した自主的な研鑽の取組みが重要になります。また、病院運営の効率性や活性化の視点から、人材の評価は経験年数的なものから職員個人の実力を重要視する体制に変わってきています。さらに職員の側にも専門能力を向上させたいとする意識が強く、個性を活かした創造性などを伸ばすことが、自らの評価を高めるためにも重要であるという認識があります。

　自己啓発の具体例では、①セミナーや講演会への参加　②通信教育の受講　③資格の取得　④異業種交流会への参加　⑤自分なりの趣味を極める、などのことが考えられますが、特別に時間を割いてやらなければならないものばかりではありません。

　毎日の新聞に目を通す習慣、専門誌を読んで情報を収集したり、外国語を学ぶことなど、ちょっとした時間と心構えで行えることも多くあります。

　日常の業務の中でも、分からないことがあったら先輩に尋ねるなり、自分から勉強するという姿勢が何よりも大切です。自ら積極的に学ぶという努力を怠ってはいけません。

日々の努力の蓄積が知識や技術を豊かにし、プロとしての医療人に育て上げてくれます。

＊OJT（on the job training）とOFF・JT（off the job training）

　　上司の指導のもとで実際の仕事を行いながら業務を修得していく能力開発のことをOJTといいます。また、職場を離れて行う教育訓練を総称してOFF・JTと呼びます。

　　OFF・JTは、OJTで不足しがちとなる能力開発を行うことを目的とした1泊研修や、あるいは外部の研修機関に派遣する研修になることもあります。

＊自己啓発の要素

　　自分の能力を開発するためには、Read（読む）、Hear（聞く）、Discuss（話し合う）、Observe（観察する）、Think（考える）が基本であるといわれています。自己啓発の5つの要素を取り入れて「自習自得」してください。

（1）　キャリアプランを描こう

　キャリアプラン（career plan）とは、自分が今後どのような仕事をしていきたいかの目標を持ちその実現のために計画を立てる事をいいます。例えば、自己申告や目標の管理、面接などによって病院の意向と個人の人生目標や希望を踏まえて研修や異動を行ない、ステップを踏ませる。また、職場の異動を軸にして、さまざまな経験や研修を通して能力を高め、必要な人材や専門職の育成を実現するなどのことを言います。

　どのような仕事をし、どのような人生を歩むかを決めるのは自分自身です。

　自分がどのような業務に関わりたいかなど、将来のビジョンを見据えて計画を立て実現に向けて努力し実行することはとても大切なことです。

　医療人としてのスタートに立った今こそ、自分の病院の人材育成の仕組みをよく知り、人生設計を立て、その中でいま1人の自分発見の旅立ちをしてください。病院での採用から退職までのルールは以下のような仕組みになっています。

《採用から退職までのルール》

　就職を希望した者が、その病院に採用されたということは、労働契約が成立したことを意味します。労働契約の成立により職員は労務を提供する義務を負い、病院の指示・命令に従って職務を遂行することになります。病院で定める就業規則は、職員がどのような条件で勤務しなければならないかを、具体的に記載しています。内容は職員の代表者の意見を聞いて定めてあるもので、各種法律に準拠しているものだけが就業規則とされています。各病院の就業規則をよく読んで内容を理解しましょう。就業規則によらない部分は、慣習としてルール化されているものがあります。その病院独自のルールが定められていることもありますから、分かりにくい点は職場の上司によく聞いて理解することが必要です。

　以下に採用から退職までの一般的なルールについて説明します。

①採用〜本採用

　新規採用の職員は、職員としてふさわしい資質や能力を有するかについて、一定期間（3ヵ月程度）試用して判断する期間が設けられています。これを試用期間といい、この期間を経て本採用になります。試用期間は、職員としてふさわしい資質や能力を持つよう研修する期間としても利用されます。

②人事異動

　使用者には人事異動命令権があります。配置転換、職務変更、出向など必要がある場合には職員の同意を得ないでも命令を出すことができます。

> ＊　職場移動などの配置転換命令には従う義務があるということを理解してください。

③休　　職

　傷病、自己都合、公職就任など理由はさまざまです。休職の期間や待遇も各病院の基準として定められています。

④育児・介護休業

　1歳未満の子を養育する男女労働者は、事業主に申し出ることにより育児休業を取ることができます。さらに一定の事情がある場合は最大2歳まで延長することができます。また常時介護を必要とする家族（配偶者・父母および子・配偶者の父母またこれらの者に準ずる者として、祖父母、兄弟姉妹及び孫を含みます）を持つ職員は、事業主に申し出ることで、介護休業を取ることができる制度です。

⑤自己退職

　本人の都合により退職する場合、就業規則で定められた期間に退職届を提出します。通常1ヵ月前程度を就業規則で定めていますが、病院の採用人事を考慮すると、事前に分かる範囲で意思表示することがよいと思われます。

⑥解　　雇

　解雇とは、使用者側の一方的な意思により労働契約を終了するものです。その実施については、解雇の正当な理由と、労働者に対する少なくとも30日前の予告または解雇予告手当（平均賃金の30日分以上）を支給して解雇します。

⑦定　　年

　労働契約が自動的に終了する時点をいいます。各病院で規則として定年の歳が定められています。

（2）　人事評価の理解の仕方

　一般の社会経済に限らず、近年の病院経営を取り巻く環境には大変厳しいものがあります。「病院の変革なくして生き残りは考えられない」といわれるほど、病院経営の厳しさが求められています。このような環境での病院の人事管理は大変重要な役割を担っています。多様な価値観を抱いている個々の職員が病院の目的のために力を合わせて働い

てこそ、病院の機能が最大限に発揮できるからです。人事評価の目的は、病院経営に具体的に活用され、人材を育成することにあります。病院の方針に従って努力し、成果を上げている職員を正当に評価することが、人材を育成し、病院の発展に寄与することに繋がります。

　人事評価を行っていない病院はありません。制度として導入されていないかもしれませんが、上司は部下を部下は上司をいつも評価しています。評価の手法が整備され明確にされているか、昇給や昇格にいかに反映されているかの違いはありますが、働く者として仕事に対する評価から逃れることはできないものです。病院の事情に応じた人事評価の仕組みとして受けとめて対応することになります。

自己啓発でステップアップ

第6章

メンタルヘルスケア

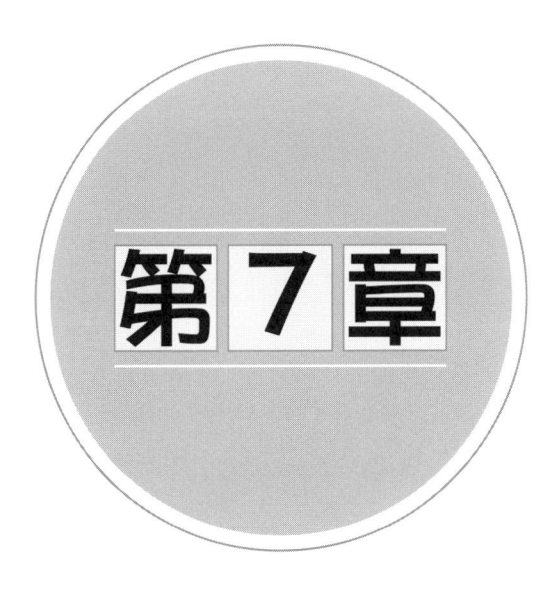

第7章

６月病にならないために

　社会人として仕事に就くと、今までとは違った責任ある立場で体験することが多くなります。自分が思い描いていた仕事の内容と違っていた、人間関係が難しくて馴染めない、仕事が優先して自分の時間がほとんどなくなったなど、いずれも精神的なストレスとなることばかりです。でも考えてください、そうそう自分の思いどおりの理想にかなった職場があるとは限りません。社会生活にある程度のストレスは付き物です。一人前の社会人として生活していく以上は、多少のストレスを感じながらも、たくましく乗り越える術を会得して社会生活を過ごしてほしいものです。

《６月病》

　最近の学生は性格が明るくなったのか、新入生の５月病は過去のことといわれています。ところが、職場では新卒者が配属先で仕事を始めた６月頃、抑うつ状態になる「６月病」が多いといわれています。かつては大学生に特有の現象だった「５月病」が、希望に燃えて新生活を始めたはずの新入社員の間にもみられるようになったというものです。

　就職時の新人研修が終わり、職場に配属となって１カ月余り、朝起きるたびに憂鬱になり時には吐き気や腹痛に襲われ、遅刻や欠勤を繰り返す…。そういった症状が現れるのがいわゆる「６月病」といわれるもので、これは生活が急変したことによる一種の適応障害です。

　＊「６月病」の攻略法

　　新しい環境に早く慣れるように努力することも必要ですが、「６月病」を防ぐためには、無理をしないで現実をあるがままに見つめ、明るく素直に順応することが大切です。失敗をしながら仕事を覚えるくらいの楽な気持ちで毎日を過ごすようにすれば、ストレスも少なくてすみます。仮に、仕事上のことで気になっていることがあれば、上司や同僚に話してみることを勧めます。意外に楽な気分になると思います。

《職場のストレス》

　職場のストレスを左右する３つの要素は、「仕事の量」、「仕事の質」、「人間関係」です。仕事の量が多くても、やりがいのある面白い仕事なら多少体はきつくても精神的な負担感はありません。むしろ、仕事が面白くて充実した日々を送れます。また、多少つまらない仕事で量的な負担が多くても、職場に分かり合える同僚がいて、グチをこぼしたり

励まし合うことができれば、心理的なストレスは随分軽減されます。

　ところが、量、質、人間関係のすべてが理想的な職場はなかなかみつからないものです。せめて、この３つの要素のどれか１つでも改善すれば、職場を驚くほど快適にすることができるのですが、現実には、個人の都合で仕事の量を減らしたり仕事の質を変えたりすることはできません。また、そんな変革をしようとすることが、新たなストレスを生むことにもなりかねません。それよりも、仕事の質や量のストレスを不快なものに感じなくすることのほうが、ストレス解消の早道です。

　ストレス解消のポイントとして、ちょっとした意識の持ち方に注意することに心掛けてください。職場が快適なものになるはずです。

　　　　　＊ストレス解消の３つの実践ポイント

　①割りきって考える
　　少しだけ考え方を変えたり時間をおいて考えてみると、「どうして今まで、こんなことにこだわっていたのだろう」と思ったことはありませんか。割り切って物事を考える。気にすること、気にしないことをはっきり分けることです。
　②相談できる人をつくる
　　相談できる、信頼できる人をつくる。上司でも先輩でも、とにかく相談のできる人を持つことです。思った以上に効果があるものです。
　③休息をとる
　　仕事の合間に適度な休憩をとることも効果的です。日々の仕事の中で、適度に休息の時間を持つことにより精神的な快適性が増します。

《燃え尽き症候群》

　燃え尽き症候群は、「課せられた仕事に誠心誠意打ち込み、目標を達成した途端、目標を失うとともに力が尽きてしまうこと」といった性格のものです。山登りにたとえて「登りより難しい下山ルート」と言われるように、目標を持って登っている時よりも登りつめた後の対応が難しいのは、登山とよく似ています。「人生、山あり谷あり」は、しばしば谷にいる人への励ましの言葉で使われます。しかし、山に登りつめた人も時に注意が必要です。

　仕事に心的エネルギーをすべて使って最後には枯渇してしまわないように、仕事以外の生活で仲間と過ごしたり、趣味を持つといったストレスのはけ口を持つことも大切です。

●メンタルヘルスケア

第7章

知っているとよいビジネス・医療関連用語

タスクフォース（Taskforce）

　一時的に設置され、特定の課題を達成するために機能する組織。「任務組織」や「特別作業班」などとも訳されます。プロジェクト・チームが長期間にわたる大きなテーマを扱う場合が多いのに対して、タスクフォースは緊急性の高い問題の処理に当たるケースが多いのが特徴です。

フレックスタイム（Flextime）制

　1ヵ月以内の一定期間の総労働時間を定め、労働者がその範囲内で仕事の繁閑に合わせて、各自が始業・終業時刻を決めて働く制度のことです。労働者は自分のライフスタイルに合わせて効率的に働くことが可能となります。病院のように患者さんを相手としている仕事には向きません。

ワーク・ライフ・バランス
　　　　　（Work life balance）

　「仕事と生活の調和」と訳され、一人ひとりがやりがいや充実感を持ちながら働き、仕事上の責任を果たすとともに、家庭や地域生活などにおいても、子育て期、中高年期といった人生の各段階に応じて多様な生き方が選択・実現できることをいいます。

タスクシフト / シェア

　一定の業務を他者に移管する、あるいは共同実施することです。医師にしか行えなかった業務の一部を看護師や薬剤師、医師事務作業補助者に分担する仕組みを指します。医師の働き方改革の一環として推進が求められています。

クオリティーコントロール
　　　　　　（Quality control）

　品質管理を意味する。全社的品質管理をTQC（Total Quality Control）と呼び、これは製造部門だけでなく、企画から生産、販売、アフターサービスまで総合的に品質管理を行うことを指します。

コメディカル（和製英語：co-medical）

　医師以外の、医療に携わる専門職種の総称。看護師、薬剤師のほか、リハビリテーションに関わる理学療法士や作業療法士、検査業務を担当する臨床検査技師など、数多くの職種が含まれます。

プライマリ・ケア（Primary care）

　身近にいて、さまざまな病気の診療や相談に対応してくれる医師（かかりつけ医）による総合医療のこと。(プライマリ・ケアを行う医師は、専門のトレーニングを受け、あらゆる初期診療に対応できる能力を身につけています。)

トリアージ(仏：triage)

　災害などで多くの負傷者が出た場合、症状に応じて分類し、治療や搬送の優先順位をつけること。治療や搬送の効率を高め、一人でも多くの重傷者を救うために必要な処置として採用されています。

バイタルサイン (Vital Sign)

「呼吸」「体温」「血圧」「脈拍」の4項目を基本としますが、救急医療現場や集中治療室などではさらに「意識レベル」「尿量」の2つを含めた6項目をバイタルサインと称することもあります。

カンファレンス （conference）

病院内で開かれる症例検討会のこと。担当する症例を持ち寄り、診断や治療方法について幅広い視点から話し合います。医師同士のほか、多職種を交えて行うチームカンファレンスなどもあり、スタッフ間の情報共有の場としても活用されています。

RRS(Rapid Response System)

多くの「急変」には前兆があるという点に着目した院内対応システムです。患者に対する有害事象を軽減することを目的とし、バイタルサインの急激な病態変化を捉えて対応する介入手段です。

スタット・コール （Stat Call） / コードブルー （Code Blue）

病院内での緊急召集のことを指します。緊急事態発生時に、担当部署に関係なく手の空いている医師や看護師を呼び出すために用いる連絡手法です。コードブルーは救命救急センターなどで、患者の容態が急変して心肺停止などの緊急事態が発生したことを知らせることばです。コードブルーもスタットコールの一種で、主に患者の容態が急変したことを意味します。

ADL （Activities of Daily Living）

日本語では日常生活動作といいます。食事や移動、排泄、入浴といった日常生活に必要な最低限の基本動作のことで、こうした動作ができるかどうかが、高齢者や障がいを持つ人の動作能力を判定する指標になります。

ACP （Advance Care Planning）

人生の最終段階における医療・ケアについて、利用者様と医療・ケアチーム、ご家族が繰り返し話し合う取り組みのことです。2018年に厚生労働省によって「人生会議」という愛称が決まりました。

ターミナルケア （End-of-life care）

終末期の患者さんに対する医療や看護、介護などのこと。延命的な医療処置よりも、苦痛や恐怖を取り除き、患者さんがその方らしさを保ちながら人生を終えられるようにするためのケアを中心に行います。

緩和ケア

患者さんの心身の苦痛を取り除き、できるだけ安楽に過ごしていただくことを目的にした医療的な処置のこと。多くは末期がんなどで余命が短い方に対して行われます。入院に限らず、自宅や通院でも対応し、本人や家族の要望を重視しながら、充足した時間を過ごしていただけるように支援します。

メンタルヘルスケア

第7章

医療人としての心得

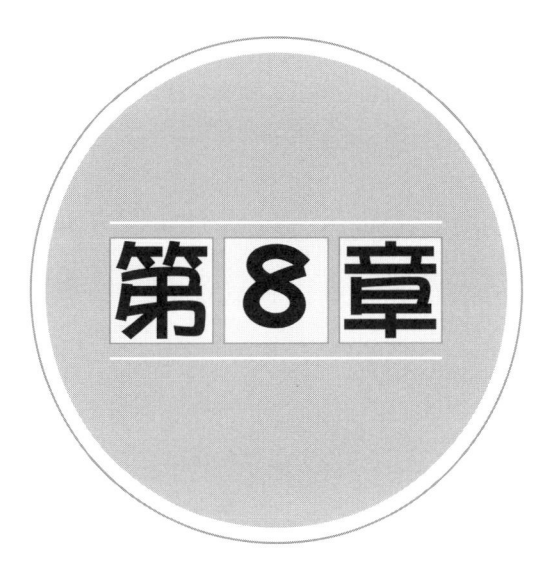

第8章

① 患者の権利

　「患者の権利」は、個人の尊厳が守られ、平等で最善の医療が受けられるという基本的な権利と、医療における自己決定や「知る権利」など新しい流れの中で生まれてきた権利の2種類に大別されます。

　医療や病気に関する情報が日常生活の場に溢れ、患者さん自ら病気について知り、医師や医療機関を選び、治療方法を選択する。また行われた医療行為を批判できる時代です（図表7）。人権を守るという考え方が定着し、医療における「患者の権利」が基本的なこととして受け入れられる社会的な背景もあります。医療における「患者の権利」を十分に認識して対応すべき時代といえます。

　近年、日本の医療機関でも「患者の権利」についての認識が深まり、病院独自の表現で患者さん側に伝えようとする活動がみられます。

　しかし、権利を行使すれば義務が生じます。正確な情報をもとに病状を分かりやすく説明し、他の意見を求める機会も得られて自ら治療方法を決定した以上、患者さんにも責任と義務が生じます。医療の限界を理解すること、治療には合併症や副作用といったマイナス面もあること、治療の効果が常に保証されているわけではないことを理解する必要は当然の考えとして受け止められる必要があります。

　「患者の権利」のみが主張され、また医師の一方的な判断による医療が行われるのではなく、医師と患者さんの信頼関係が築き上げられた中で医療が実践されることが望まれ、医療事故発生などのリスクの回避に繋がることも期待されています。

図表7　1981年9月／10月、ポルトガル・リスボンにおける
　　　　世界医師会第34回総会で採択された「リスボン宣言」

1.	良質の医療を受ける権利
2.	選択の自由
3.	自己決定権
4.	意識喪失患者
5.	法的無能力者
6.	患者の意思に反する処置・治療
7.	情報に関する権利
8.	秘密保持に関する権利
9.	健康教育を受ける権利
10.	尊厳性への権利
11.	宗教的支援を受ける権利

《人権の尊重》

　患者さんの立場の尊重は当然のこと、それ以前の問題として、人としての人権を尊重しなければならないことも忘れてはいけません。ノーマライゼーション*の意識が必要な社会であり、誰でも人権尊重、人権擁護は当たり前のことだと理解しています。しかし、理解していても行動が伴わなければ、意味がありません。

　患者さんやご家族の方に対して、

① 無意識のうちに、高圧的な、あるいは乱暴な言葉づかい、軽蔑した言動になっていないか

② 患者さんの訴えに対して知らないという顔をしていないか

③ 個人情報についての守秘義務を守っているか

……ときどき自分のことを振り返って考えることも必要です。

＊ノーマライゼーション

> ノーマライゼーションという言葉は、医療界では常識として使われるようになっています。障害のある方もそうでない方も、地域社会の中で同じように普通の生活ができるような社会を目指すという考え方を意味しています。

② インフォームドコンセント（ＩＣ）

患者さんは自分の病気について知る権利があり、医師には説明の義務があります。インフォームドコンセントはこの両者の関係を仲介する役割を担っているものです。

従来の医師の説明（現在でも多くの場合がそうです）は「告知」であり、病名を一方的に患者さんに知らせることでしかありませんでした。医師が病名を告げ、一方的に治療法を説明して患者さんに了承を求めるだけでは告知にすぎないのです。この場合、患者さんの側からすれば「治療をするか、またはしないか」の選択しかなく、真の意味でのインフォームドコンセントは、そこには存在しません。

インフォームドコンセントを患者さんに説明して同意を得るという意味から「説明と同意」と訳すのは間違いです。

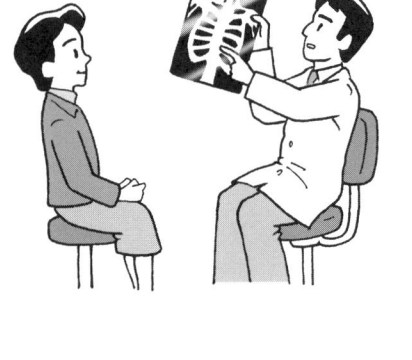

正しくは「医療従事者による十分な情報提供と患者による選択」と訳されるべきものです。分かりやすい言葉で説明し、患者さんが本当に分かったかどうかを確かめることま

でが求められています。インフォームドコンセントは医師が患者さんに対して行う一種の情報提供であり、それによって患者さんが行う治療法の選択と自己決定を意味しています。

　医師の中には、インフォームドコンセントについて、「日本では医師と患者との信頼関係が強いから必要ない」「訴訟社会のアメリカで必要とされていることであり日本の文化に馴染まない」「患者に医学の専門的なことは理解できない」などといった、一方的な解釈をして不必要と決めつけ、消極的な姿勢を示す人もいます。

　しかし、患者さんの立場になって考えると、自分の身体を刃物で傷つけられる行為の手術、飲み方を間違えれば死に至る可能性のある薬の処方など、自身の生命に危険性が伴うことに対して、意思決定のための十分な情報提供を得たいと考えるのは当然のことだと思われます。

　インフォームドコンセントの必要性は、自己の権利のみを主張する患者さんや形式的に患者さん側の同意を得ようとする医師の役目を想定しているものではありません。自分の病気について、理解できる丁寧な説明を受けたいと希望する患者さんと、十分な説明を行うことが医療従事者の大切な役割であるとの認識を持った医師が、協力し合う環境を築くことが本来の目的です。言い換えれば、医療従事者の知識と技能を最大限に発揮するための環境づくりであり、医療の基本的な態度といえます。

◆インフォームドコンセントの要素
　インフォームドコンセントは次の5つの要素から構成されています。
　①　適切な情報の開示
　②　患者さんによる情報の理解
　③　患者さんの自己決定能力の有無
　④　患者さんが決定を行う際の自由意思・自発性の尊重
　⑤　患者さんの同意

（1）　適切な情報の提供とは

　情報の提供とは、医師側が治療を進めるために必要な情報を与えることではありません。患者さん自身が自己決定*できるために必要な説明という、情報提供のことをいいます。ここでは病名を告げることよりも病気の状態を分かりやすく説明することが重要になります。

　「がん」など、そのまま病名の告知をすることが適切でないと判断される場合があります。その場合でも嘘の病名をいうのではなく、現在の病気の状態を患者さんに分かるように説明することが必要です。

（2）　情報の患者さんによる理解

　適切に情報が与えられても、内容を患者さんが理解できなければ、自己決定には結びつきません。できるだけ専門用語は使わずに、繰り返し説明すること。患者さんが分かりにくいことは何度でも質問してもらえるような雰囲気づくりが大切です。

（3）　患者さんの自己決定能力の有無

　自己決定能力は、「成人に達し、健全な心を持った人」であるか、ということが判断基準となります。子供や精神障害者などに意思決定能力があるかないかが問題となりますが、アメリカでは未成年者（6歳以上）でもインフォームドコンセントを得なければならない対象となっています。

（4）　患者さんの自由意思・自発性の尊重

　医師やご家族への依存関係や強制など、患者さんが自発的に行っていない同意はインフォームドコンセントとしての意味がありません。そのために患者さんが同意しない自由、医師の説明に疑問を抱いたときに別の医師の意見（セカンドオピニオン）を求める自由、同意撤回の自由などが保証されなければなりません。

（5）　患者さんの同意

　インフォームドコンセントの同意は必ずしも同意書という形をとる必要はありません。
　同意書に署名することをインフォームドコンセントと勘違いしている医師もいますが、患者さんによる同意書への署名は医師のミスの免責にはなりません。しかし、患者さんとの信頼関係確立や説明に対する患者さんの理解の確認のために行う価値があるという意味で実施されています。

＊自己決定権

> 「先生にお任せします」と患者さんが言い「任せてください」と医師が答える会話には、自己決定権は活用されていません。これは患者さんと医師の信頼関係にすべてを依存している状況です。しかし、最近では医師と患者さんとの価値観が異なる場合は医療行為に歯止めをかけたり、医師と患者さんの共同作業により意思決定がされています。

●医療人としての心得

第8章

＊説明義務

　診療行為に対して患者さんの同意を得る場合、医師に説明義務が課せられます。診療契約上の義務としてまた不法行為の注意義務としても説明義務と捉えることができます。

＊ムンテラ

　医師が患者さんに説明、注意、指導などをすることを「ムンテラ」といいます。語源はドイツ語の『Mund theraoie』で、略してムンテラと呼ぶようになりました。ムンテラは医師の判断による説明、指導に重点が置かれ患者さんの理解、納得は二の次だったという性格がありました。最近では、インフォームドコンセントの中に含まれているものと考えられています。

③
個人情報の保護とプライバシー

　個人情報の保護は病院職員（委託職員を含む）全員に要求される重要な問題です。個人情報とは、氏名、生年月日、そのほかの記述等により特定の個人を識別できるものを指します。診療録、処方箋、手術記録、看護記録、検査記録、X線写真、紹介状など、個人を識別できる情報であり多岐にわたります。

　一方、プライバシーとは、①個人の私生活上の事実に関する情報、②社会一般の人が知らない情報、③一般人なら公開を望まない内容の情報、の3つの条件をすべて満たす情報をいいます。ちなみに、個人情報とは、私生活上の情報とは関係なく、すでに人々が知っている情報でも個人情報となります。公開によって受ける心理的な負担の有無とも関係ないものを含みます。

　病院には病名や症状のみだけでなく、通院や入院していること自体を個人情報として保護されたいと考えている患者さんも多くいます。一方、医師や薬剤師が診療の過程で知った患者さんの秘密を洩らしてはいけないという刑法の規定は、病院に勤務する者には常識として理解されています。このことは一般的には法律上明示されていない看護師や事務職員などの全職員についても同様の義務が課せられていると解釈されます。

　患者さんの病状等については患者さん本人、場合によっては患者家族に医師が直接説明すること以外に知らせることはありません。医療人の「守秘義務」は患者さんには「個人情報の保護」と同義であり、医療人に求められるモラルの問題以上に強い制約を受けていることを認識すべきです。

　プライバシーの保護には、知り得た情報を漏洩しないことのほか、診察室の会話が漏

れないこと、病室内の療養生活の様子が見られないことなど、施設設備面での配慮も含まれています。

《電話による問い合わせの個人情報》

電話による外部からの問い合わせには、患者さんの容態や時によっては入院の有無のみの問い合わせなど、さまざまなケースがあります。患者さんの個人情報に直接関係することが多いので注意して対応します。

◆患者さんの病状についての問い合わせ

本人、ご家族からの問い合わせ

⇒電話での回答はしていない旨を伝え、丁寧に断ります。

外来診察時、入院では回診時に説明を受けるよう伝えます。

※例外：救急車で運ばれたと聞いた…というご家族からの問い合わせ。
（ご家族であり心配している様子が明らかに分かるような場合）。
⇒病状については必要があれば救急室に転送して回答しますが、重篤な場合ほど露骨な説明はしないよう注意が必要です。

◆入院の有無についての問い合わせ

友人や会社関係などの第三者からの問い合わせ

⇒電話での回答はしていない旨を伝え、丁寧に断ります。

※これらの問い合わせは「入院の有無を噂で聞いた」「ひょっとして」などの理由や「見舞いに行ける機会をうかがう」などの思惑が含まれています。入院の有無を知らせたいという患者さんやご家族ばかりでないことを考慮すると、「個人情報の保護」の意味からも「お答えしておりません」と回答することが適切と考えられます。

◆公的機関からの電話問い合わせの対応

電話による問い合わせの中には警察や消防、福祉機関といった公的な機関からのものがあります。通常、これらの問い合わせには病院側が「答えるもの」と受け取られていますが、電話という「相手の見えない」通信手段を介しての紹介であり、回答には十分な注意が必要です。

●医療人としての心得

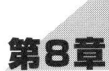

第8章

◆警察からの問い合わせ

交通事故などの入院の有無や生死の確認についての問い合わせについて

⇒「警察」であることを名乗っても、病院側より再度かけ直して回答するなどの注意が必要です。

◆救急隊からの問い合わせ

⇒基本的には「救急隊」であることを名乗っても、病院側よりかけ直して回答します。緊急な場合や明らかに救急隊からの問い合せと分かる場合は、臨機応変に対応します。

◆マスコミからの問い合わせ

⇒「患者さんの個人情報に関することですからお答えできません」と回答します。

電話による問い合わせの基本的な姿勢として、患者さんの個人情報に配慮しつつ「善意の情報提供」に心がけるといった対応が基本とされてきました。この考えは現在も変わりません。ただし、入院の有無についてなど、病院に問い合わせればそれらの情報が容易に知ることができるといった環境は好ましくありません。

電話による問い合わせの対応手順としては「基本的には断る」姿勢をとることが賢明ですが、緊急時やその時の状況に応じた対応が求められます。

＊個人情報の保護

> 法令上の「個人情報」とは、特定の個人を識別できる「個人に関する情報」をいいます。そして「個人に関する情報」とは、氏名、性別、生年月日に限らず、身体、財産、職種等、また映像や音声に関する情報も含まれます。病院における個人情報には、患者さんの基本情報、紙や電子媒体による診療情報、検査記録、画像記録などがあります。これらの個人情報は、「個人情報保護法」および厚生労働省の「医療・介護関係事業者における個人情報保護の適切な取り扱いのためのガイドライン」に沿って、個々の病院において個人情報保護の方針を作成し、適切に管理しなければならないとされています。

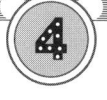

クレームへの対応

病院には多くの苦情・クレームが寄せられます。患者さんの立場に立って考えると、病院に対する苦情はなかなか言い難いものです。"患者さんである"という遠慮や悪く思われたくないという心理が働くからです。このような環境では、寄せられた苦情の陰にはその何倍もの苦情が隠されていると考えられます。

苦情を処理することをマイナスと考えるのではなく、重要な情報源と考えて対応する

必要があります。なぜなら、本当に怒って期待していないとしたら、苦情を寄せることなく、患者さんは2度と来院しないからです。

《苦情対応の注意》

苦情に対応する担当者は病院を代表して対応しているという意識が必要です。自分と異なる職場や職種に対することへの苦情であったとしても、他人事として解釈しないで対応します。苦情を申し出た患者さんとのコミュニケーションへの配慮が必要です。

●苦情に対応する心構え●

① 相手の話をよく聞き、理解する
② 弁解をしない
③ 感情的にならない
④ 言葉づかいに注意する
⑤ 問題点を適切に把握する
⑥ 申し出者の立場に配慮する

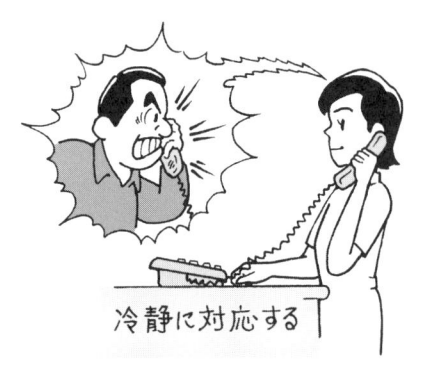

冷静に対応する

⑤ 医療安全

医療安全とは、「医療を受ける患者さんや医療サービスを提供する医療従事者が、事故に遭わずに、あるいは事故を起こさずに、安心して医療を受ける、あるいは提供できること」であり、医療事故防止と言い換えることができます。医療機関では、医療安全を患者や家族との信頼関係を築く大切な課題として捉え、様々な対策が取られています。万が一、事故があった場合には事故の当事者の問題だけでなく、病院全体の問題としてとらえ、「人は誤りを犯す」ということを前提に組織的な対策を講じる必要があります。したがって、どの医療機関でも安全環境の整備は必須事項で、医療安全管理対策委員会を設置し、院内関係者の協力のもとに医療安全対策マニュアルを作成しています。

《医療安全に関する法的規定》

医療法第6条の12では、「病院、診療所又は助産所の管理者は、厚生労働省令で定めるところにより、医療の安全を確保するための指針の策定、従業者に対する研修の実施その他の当該病院、診療所又は助産所における医療の安全を確保するための措置を講じなければならない。」と定め、以下の四項目を挙げて医療安全の確保を求めています。

一　医療に係る安全管理のための指針を整備すること。

二　医療に係る安全管理のための委員会を開催すること。

三　医療に係る安全管理のための職員研修を実施すること。

四　医療機関内における事故報告等の医療に係る安全の確保を目的とした改善のための方策を講ずること。

《医療事故と医療過誤、医事紛争》

医療行為の過程で発生する事故のことを医療事故といい、そのなかで医療関係者の故意または過失によって患者の生命・身体に被害が発生する事故のことを、医療過誤と言います。これに対して、医療事故が発生した場合に、その事故によって生命・身体に対する被害を受けた患者さんや遺族が、損害賠償請求をしたことを契機に、患者さん（遺族）と医療関係者間に起こる紛争が医事紛争です。

ただし、医療事故がすべて医事紛争になるわけではなく、医事紛争すべてが裁判になるわけではありません。また、医療事故すべてが医療関係者の故意・過失によるものでもなく、すべての裁判で医療過誤が認められるものでもありません。何故ならば、医療には不可抗力や医師でさえ予見できない事象が多いからです。医療機関側が確かな知識を持ち、患者さんとの人間関係を良好に保てば、万一「医療事故」が起こったとしても、「医事紛争」にまで至らないこともあります。この三つの言葉を混同して使わないように日頃から明確に区分して理解しましょう。

《インシデントとは？》

インシデント（incident）とは、ニアミスとも呼ばれています。患者さんに傷害は起きなかったけれど、日常診療の現場で"ヒヤリ"としたり、"ハッ"としたりした経験と定義されます。事故には至らなかったけれども、一歩間違えれば事故に至る可能性が非常に高い事例のことをいいます。

病院ではインシデントの体験を報告書（インシデントレポート）として提出・収集して、情報の共有を行い事故対策に繋げていく仕組みがとられています。通常、年間にベッド数の倍に当たる報告があるとされています。職場での事故防止対応の第一歩として、インシデントレポートの提出に心掛けます。

《クレーム対応、医療訴訟になる前に》

医療事故やトラブルには明らかに医療機関側に非があるものから、ごく普通の経過をたどったにも関わらず患者側からクレームがついた場合など、さまざまです。とはいえ、患者側が医療機関側に説明を求めるのは、何らかの理由で納得出来ないからです。患者側が何にどう納得できないのかを明らかになっていないと、説明も逆効果となる可能性があります。患者側の意向を知るには、まずしっかりと話しを聞くことが大切です。そ

して、説明をする場合には、患者側が理解出来ないような専門用語を使ったり、丁寧さを欠いたりすることのないように注意しなければなりません。

　医療機関は医療事故やクレームが生じないように、日頃から対策を講じておくことが不可欠ですが、それでも完全に防ぐことはできません。もし患者さんや家族からのクレームに直面して、対応が難しいと判断したら、その場を一人で対応しようとしないで、迷わず応援を呼び、また上司に報告するなどして対応しましょう。

感染管理と院内感染

　院内感染とは、「病院においてさまざまな疾病を持った患者が、検査・治療・ケアを受ける時に原疾患とは別に、新たに罹患する感染症」のことをいいます。また、針刺し事故などによるウイルス感染や結核など、医療従事者の職務上罹患する感染症も含んで院内感染と呼んでいます。

　院内感染は、患者さんに不要な苦しみを与えるだけではなく、入院期間の長期化など経済的、社会的負担を強いることになります。同時に、病院、医療従事者に対しても過大な負担を及ぼします。したがって病院では感染対策委員会*を設置してこれらの対策に当たることが義務づけられています。病院には各場面に応じた感染防止上の注意とルールがあるので、その内容をよく理解して日常の業務に当たります。

　職員の罹患の問題としては、職務上のこととして注意しなければ防げないことがあります。例えば「手洗いの励行」「手袋などの防護用具の着用」などがその例です。いくらルールづくりをしても当の本人が怠れば、その分だけ罹患の危険性が増すことになります。防御には自己責任による部分があることを忘れないでください。

＊感染対策委員会
　　病院全体で協力して取り組むために設置される病院長直属の諮問機関であり、感染の早期発見と感染経路遮断などのための活動を展開するほか、感染防止対策に関する情報伝達・啓発を行い、教育・指導を強化するための取組みです。

●医療人としての心得

第8章

93

医療廃棄物

病院から発生する廃棄物の種類は、ディスポーザブルなタイプの用具が多く、プラスチック類、ガラス類、新素材などの多種多様な物が発生しており、増加しています。社会問題となったダイオキシンの問題以降、自院で廃棄物を焼却して処理することに、厳しいルールが設定されています。

現在、多くの病院では廃棄物の処理を処理業者に委託していますが、委託業者が最終的にどのような処理をしたかについても確認することが義務づけられています。医療廃棄物は、業者による不法投棄がされることのないよう、適正に処分されるまでが医療機関の責任とされています。

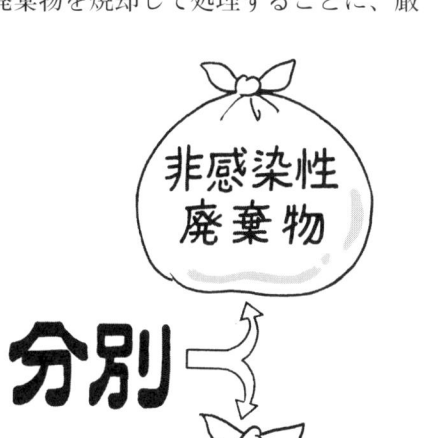

病院から発生する医療廃棄物は、「産業廃棄物」と「感染性廃棄物」に大別されます。注射針や血液や体液が付着したガーゼなどは「感染性廃棄物」として区別して処理することが義務づけられています。したがって職場での分別回収が適切な廃棄物の処理に繋がります。

感染性廃棄物が非感染性廃棄物に混在して廃棄されることがないよう、職場での分別を徹底します。また、感染性廃棄物を取り扱う過程での感染事故（針刺事故など）についても、十分な注意が必要です。

①産業廃棄物

事業活動によって生じる廃棄物を「産業廃棄物」といいます。病院は事業活動ですから病院から出される廃棄物はすべて産業廃棄物になります。

②医療廃棄物

医療行為によって生じた廃棄物の総称を「医療廃棄物」といいます。事務で扱うコピー用紙などは医療廃棄物とはいいません。医療行為に限定したものですが、すべてが感染性廃棄物とは限りません。

③感染性廃棄物

主に血液や体液が付着した廃棄物をいいます。使用済み注射針、血液の付着したプラスチック、ガラス、ゴム、ガーゼ、病理組織、検査に使用した培地などが感染性廃棄物になります。

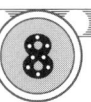

病院の防災体制

　病院の防災対応は、①被災対応、②救護対応、③後方対応の3つに分かれます。この中で最も重要な対応は、①の被災対応であり、自院が被災しないように、また被災時の初期活動がスムーズに行えるよう、日頃から心がけることが大切です。

　多くの患者さんを収容している病院にとっては、防災体制には万全を期することが求められており、各病院では「防災マニュアル」を作成しています。特に職員数が限られた時間帯としての休日、夜間の体制には注意が必要です。自院の防災体制の内容をよく理解して万が一の場合に備えます。

《確認しておきたい防災体制》

①消火器・消火栓の確認

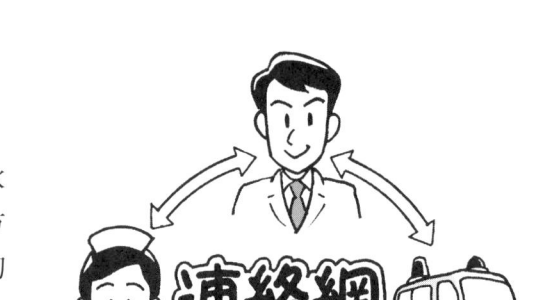

　出火時に初期消火が行えるように消火器・消火栓の場所を確認し、取扱いの方法を覚えます。火災発生の多くはこの初期消火で食い止めることができます。自分の職場に近い消火器・消火栓の場所は必ず確認します。

②停電時の対応

　災害に停電はつきものです。停電時における生命維持装置などの医療機器の電源確保については、病院の体制をよく理解して慌てないように対応します。

③避難誘導

　患者さんの避難誘導は何よりも優先して実行しなければなりません。職場からの非常口、非常階段を確認します。

④緊急時の連絡網

　病院では、休日、夜間などに職員の応援を依頼するための緊急連絡網が整備されています。職場連絡網として整備されたり、緊急の種類により連絡の範囲が限定されていたりします。自分がどのような立場で連絡を受けることがあるかを日頃より確認しておきます。

⑤履物の注意

　非常時に敏速な活動ができるように、履物にも注意が必要です。病院職員のスリッパ使用は禁止すべきでしょう。

●医療人としての心得

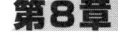

第8章

⑨ おわりに

　健康に関心があるとする人たちが多い時代です。日常生活には医療に対するさまざまな情報が溢れています。そんな現代社会の中で、病院には「質の高い医療サービス」が求められています。医療本来の目的であり使命として、治療するということを最優先で考える時、知識や技術を高めることは当然必要とされます。

　しかし、社会が病院という組織に求めている医療サービスは、それのみではありません。医療を実践する職員の心、人格が伴わなければ本当の意味での質の高いサービスが提供されるとはいえない時代です。どれだけ仕事をしたかということも大切ですが、それ以上にどんな心で仕事をしたかということを大切にしていただきたいと思います。

　社会に出て働くことの意味、その理由は人によってさまざまだろうと思います。働くことの意義は、「その人それぞれ」であっていいと思います。病院が掲げた「理念」を理解して、就職した病院組織の目的に納得できたら、医療人として、病院職員の一員としてのスタートです。

　「人材」とは「有能で役に立つ人」のことですが、そうなるか、ならないかは、あなたの心の持ち方と努力次第といえるでしょう。多くの方が、医療という職業に就けてよかったと思い、さらに多くの人が、皆さんのサービスを受けられたことを喜んでいただけることを、何よりも期待します。

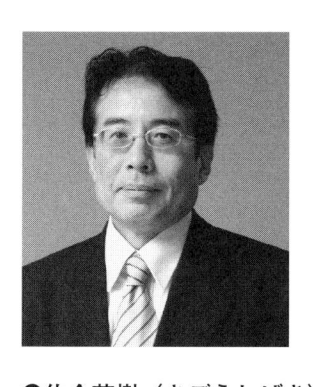

●佐合茂樹（さごうしげき）●プロフィール※※※※※※※※※※※※※※※※※※※※※※※※※

学　歴　昭和53年３月　立命館大学卒業
職　歴　昭和53年４月　「現・社会医療法人厚生会　中部国際医療センター」に就職
　　　　　　　　　　　平成９年　総合企画部長
　　　　　　　　　　　平成18年　病院長補佐
　　　　　　　　　　　平成22年　事務長兼病院長補佐、　現在に至る
委　嘱　(株)日本病院共済会　非常勤取締役
　　　　学校法人朝日大学　客員教授
　　　　NPO法人臨床研修評価機構　評価委員
　　　　(一社)日本病院会　経営管理士会　理事
　　　　(一社)日本医療経営実践協会東海支部　理事
　　　　(一社)日本病院会　病院経営管理士通信教育　講師
　　　　(一社)日本病院会　病院中堅職員研修会　講師
　　　　(一社)日本病院会　医師事務作業補助者研修　講師
　　　　(一社)日本病院会病院経営の質推進委員会　副委員長
　　　　(一社)日本病院会診療報酬作業小委員会　副委員長
　　　　(一社)日本病院会雑誌編集委員会　委員
　　　　(一社)日本病院会医師事務作業補助者小委員会　委員
　　　　(公財)日本医療機能評価機構　評価調査者
　　　　(公財)日本医療機能評価機構　評価委員
　　　　(公財)日本医療機能評価機構評価事業推進部　委員

改訂10版
病院新入職員基礎講座

2003年2月17日　　第1版第1刷発行
2018年6月9日　　第9版第1刷発行
2023年3月25日　　第10版第1刷発行

著　者　佐合茂樹

発行者　平　　盛之

㈱産労総合研究所
出版部 経営書院

〒100-0014　東京都千代田区永田町1-11-1三宅坂ビル
電話03(5860)9799
https://www.e-sanro.net/

落丁・乱丁本はお取替えいたします。　　印刷・製本　藤原印刷株式会社

ISBN978-4-86326-355-0 C3047